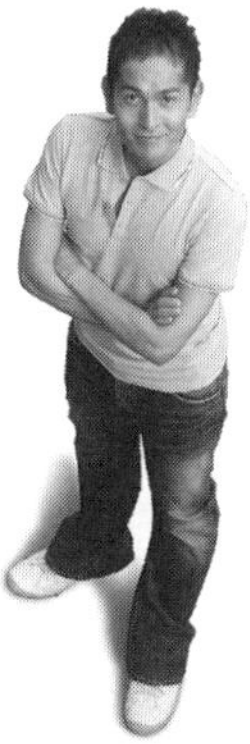

身体論者・藤本靖の

身体のホームポジション

カラダの〝正解〟は全部自分の〝なか〟にある

BABジャパン

はじめに

「ホームポジション」という言葉をご存知ですか?

もともとはタイプライターの時代から今日のパソコンまで、キーボードをタイプする時に、最も自然に効率よくタイピングをするための指の置き方のことです。

タイピングの基本は「どのキーに指を動かしても必ずホームポジションに戻る」こと。そのメリットは、「常に自分の指がどこにあるかがわかる」ことと、「自分の意図したところへいつでも自由に動ける」ことの2点です。こんな便利なものが、自分の身体にもあったらいいなと、おもいませんか?

私はこのアイデアを「身体のホームポジション」というキーワードにまとめ、次のように定義しました。

「身体の外側にある情報を、
身体の内側で柔軟に受けとり、
自然な動きとして反応できる身体の状態」

本書ではみなさん自身の「ホームポジション」をご自分で見つけるための方法を紹介していきます。

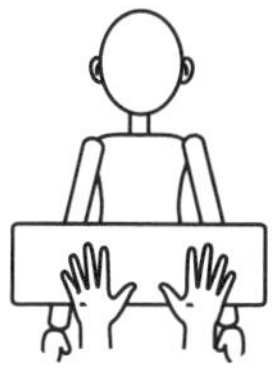

序章
もっと自由な身体になるために

私は十代の頃から、「もっと自由な身体になるにはどうしたらよいのだろうか？」ということをひたすら探求してきました。小さい頃から力で勝負できるスポーツは得意でしたが、柔軟性やしなやかさを必要とする動きは不得意で、なんでも力任せという感じでした。

自分の身体を意識するようになったのは、高校3年のある日に突然やってきた背中の違和感がきっかけでした。肩甲骨と背骨の間に、何か気持ち悪いものが張り付いているような感覚が消えることなくあり、身体を意識し続けざるをえない状況になったのです。その日以来、背中に大量の湿布を貼ることが欠かせなくなりました。大学入試の試験中にトイレで苦労しながら湿布を新しいものに張り替えていた時に、ついてきてくれた試験官の方に「大丈夫ですか？手伝いましょうか？」と声をかけてもらい、とてもうれしかったことを今でもよく思い出します。また高校の授業中には、背中の違和感から少しでも気を紛らわすために、後ろの席の友人にシャーペンで背中をつついて欲しいとせがんでは、あきれられたりしていました。いまからおもうと何とも滑稽で変わった若者でした。気がついたら整体やマッサージは欠かせないものになっていましたし、枕や椅子は何度買い換えても納得しない、ちょっと手のかかる身体になっていました。ですが、この手のかかる身体のおかげで、身体というものに関心を深めていくことになっていったのです。

身体に関する知識を学ぶのはとても楽しく、さまざまな施術を受けたり、自分で行えるありとあらゆる身体訓練も試みてみました。知識を人から学ぶだけでは満足できず、心と身体の関係について探求するために仕事をやめて大学院に入りなおし、生理学の研究もしました。そんななかで「ロルフィング」というアメリカ生まれのボディワークに出会います。身体を全体として捉えて分析するロルフィングの手法は知的好奇心を大いに満たしてくれるものでありましたが、受けてみて何よりよかったのは、自分の身体を誰かに調整してもらったり、頑張って特別なエクササイズをする必要がなくなったことです。勿論、無理をすれば具合が悪くなることはありますが、しばらくすれば自然によい状態に戻るという、楽で便利な、ありがたい身体になりました。どんな枕であってもそれなりに満足して寝られるようにもなりました。

ロルフィングに出会う前は、「違和感や痛みがない」、「開脚前屈が楽にできるように柔軟である」のが自由な身体だと考え、それを追い求めていました。しかし、身体が自由であるためには「身体が自立していることが大事である」と気づくようになっていきました。何かに頼り続けなくても「自分の身体は自分で調整できるから大丈夫なのだ」とおもうと、とても安心しましたし、自分自身に本当に自信を持てるようにもなりました。自分の身体を「誰か何とかしてください!」という状態から、「自分で何とかできそうだ」と意識を変えてくれたのがロルフィングだったのです。身体が自立して、自分自身で身体の内側の繋がりに気づけるようになったことで、動きの制限となっていた緊張が解放され、どんなに頑張ってもできなかった開脚前屈ができるようにもなりました。これまではお荷物でしかなかったこの身体が、とてつもない可能性を秘めたすばらしい宝物に変わったのです。そしてこの後、このように身体についての認識を変化させてくれたロルフィングを、自分自身がトレーニングを受けて学ぶことになり、「自立した身体になる」というテーマをさらに探究していくことになります。

ロルフィングをはじめ、そのほかのボディワークを含めた施術者として、日々クライアントさんの身体をみせていただくようになって気づいたことが二つあります。

一つ目は、「自立した身体になる」ためには身体の意識の仕方のコツをつかむ必要があるということです。「姿勢を意識してください」とアドバイスすると、多くのクライアントさんは良い姿勢をとろうとして必要以上の努力をしてしまい、緊張して身体を固めてしまう傾向があることに気づきました。「身体を意識する」ときに大事なのは、「ただあるがま

大事なのは自分の身体を“観察”すること

自由な身体になるための第一歩は、自分の身体を観察すること。緊張に気づいてもそれを無理に緩めようとせずに、ただあるがままを淡々と観察するのがポイント。そうすれば、身体自身が勝手に自己調整してくれるのだ。

「みる」だけでコントロールしないことが大事！

意識をするとコントロールしようと固めてしまう

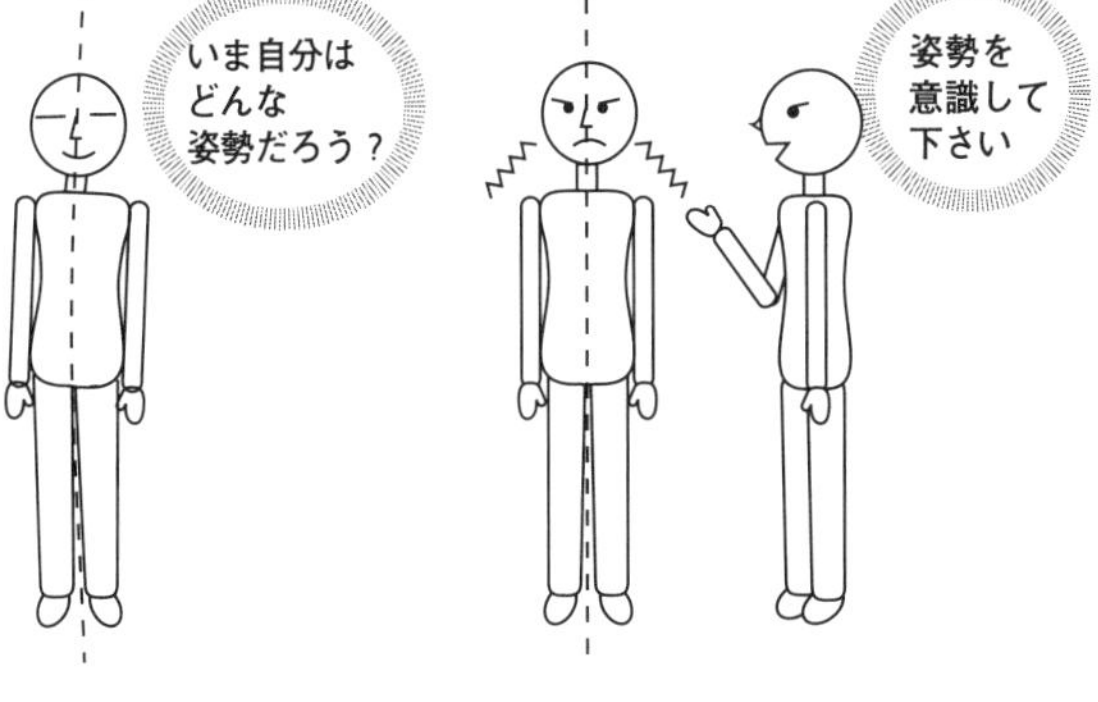

まの身体を観察する感覚を持つ」ことで、それがうまくできれば、特別な努力をしなくても自然に身体の自己調整能力が働き、楽で自由な状態でいられます。定期的にトレーニングをしたり、姿勢に気をつけたりしているのに、「どうもうまくいかない」と感じている人は、あるがままの身体を観察しているのではなく、身体を意識しようとする時に、身体に余計な緊張を生み出してしまっている可能性があるかもしれません。このような状態では、せっかくのトレーニングが逆効果になってしまうこともあります。

あるがままの身体の状態を観察することをボディワークでは「内部感覚を持つ」と言います。内部感覚を持つことによって、身体の中の「固有感覚受容器」という感覚器官が活性化している状態になります。この感覚器官は筋肉や関節の中にあり、身体の位置、動き、力の働き具合などを感知していて、これが機能しないと身体の状態がわからないため適切な動きを身につけることができません。ですから、「自立した身体になる」ための身体の意識の仕方のコツとして大切なのは、まずこの感覚器官を適切に活性化することです。

施術者となって気づいたもう一つ重要なことは、外部感覚器官（目、鼻、口、耳）の使い方についてです。

施術の直後は余分な身体の緊張がとれ、姿勢や動きが自由になっているのに、いざ歩き出そうと、外の空間を見た瞬間に身体が固くなってしまわれる方や、次にお会いした時には施術前の状態に戻ってしまっている方が少なからずいらっしゃいます。施術を受けている間は、自分の身体の内側にゆったりと関心を向け、余分な緊張を緩めることができるのですが、実際の生活のなかでこの状態をキープするには、目、鼻、口、耳といった外部感覚器官をうまく使わないと、緊張が生まれてしまうのです。

こうした感覚器官は、自然の中で一人ゆっくり過ごしていられれば、自然に緩み意識せずともうまく働いてくれるのですが、現代生活は身体にとって刺激が多すぎるため、感覚器官が固くなって、うまく働かなくなっています。感覚器官の重要性は多くの場合見過ごされていますが、真に身体のバランスが改善するためにはとても大事で、筋肉や骨などの構造だけを見ていても十分ではありません。感覚器官をうまく使い、知覚が開かれていることが大切なのです。

実際に私自身のことで言えば、それまでさまざまなことを試しても改善しなかった左右の骨盤のアンバランスや首の捻れが、目の使い方を意識したことで整っただけではなく、生まれて初めて「自分自身が自然体である」状態を体験することができました。

目を長時間使って首が痛くなったり、難しい話を聞いていて肩が凝ったりというのは誰もが体験したことがあるはずです。首を緩めるためには目が緩む必要があり、肩を緩めるためには耳が緩む必要があるのです。目や耳のみならず鼻や口など他の感覚器官も、身体全体のバランスに大いに関係があることに気づいていきました。私自身それまでも身体全体を見ているつもりでしたが、首から上の感覚器官が盲点になっていたのです。もちろん知覚が大事であることはロルフィングでも学びましたが、具体的にどのようにすれば良いかは自分自身の身体で試し、役に立ちそうなものをクライアントさんにもご提案したり、グループを対象としたレッスンで多くの人に体験してもらい、感想を頂くことを通して試行錯誤しながら、「知覚を通して身体を自由にするための方法」を探してきました。

ここで、身体が自由になるために、大事なポイントとして私が考えていることを感覚器官という観点からまとめてみたいとおもいます。

一つ目は、自立した自由な身体になるためには、身体の意識の仕方にコツがあるということです。そのコツとは、「身体をあるがままに観察することによって、固有感覚受容器を適切に活性化させる」ということです。これは、身体の内側の情報を受けとるための内部感覚器官の問題です。

二つ目は、目、鼻、口、耳などの外部感覚器官に余計な緊張を入れずに、身体の外側の情報をうまく受けとることが、身体の自然なバランスを整えるためにとても大切だということです。これは、身体の外側の情報を受け取るための外部感覚器官の問題です。

そしてこれら二つのことは、とても密接に関連しています。なぜなら、身体の内側の情報と外側の情報を、私たちは常に同時に受け取っている

二つの感覚器官とホームポジション

ホームポジションの要は身体のなかにある内部感覚器官と、目、鼻、口、耳といった外部感覚器官をバランス良く使うことにある。内側と外側の情報をスムースに行き来させ、それに身体が反応できる状態が「ホームポジション」なのだ。

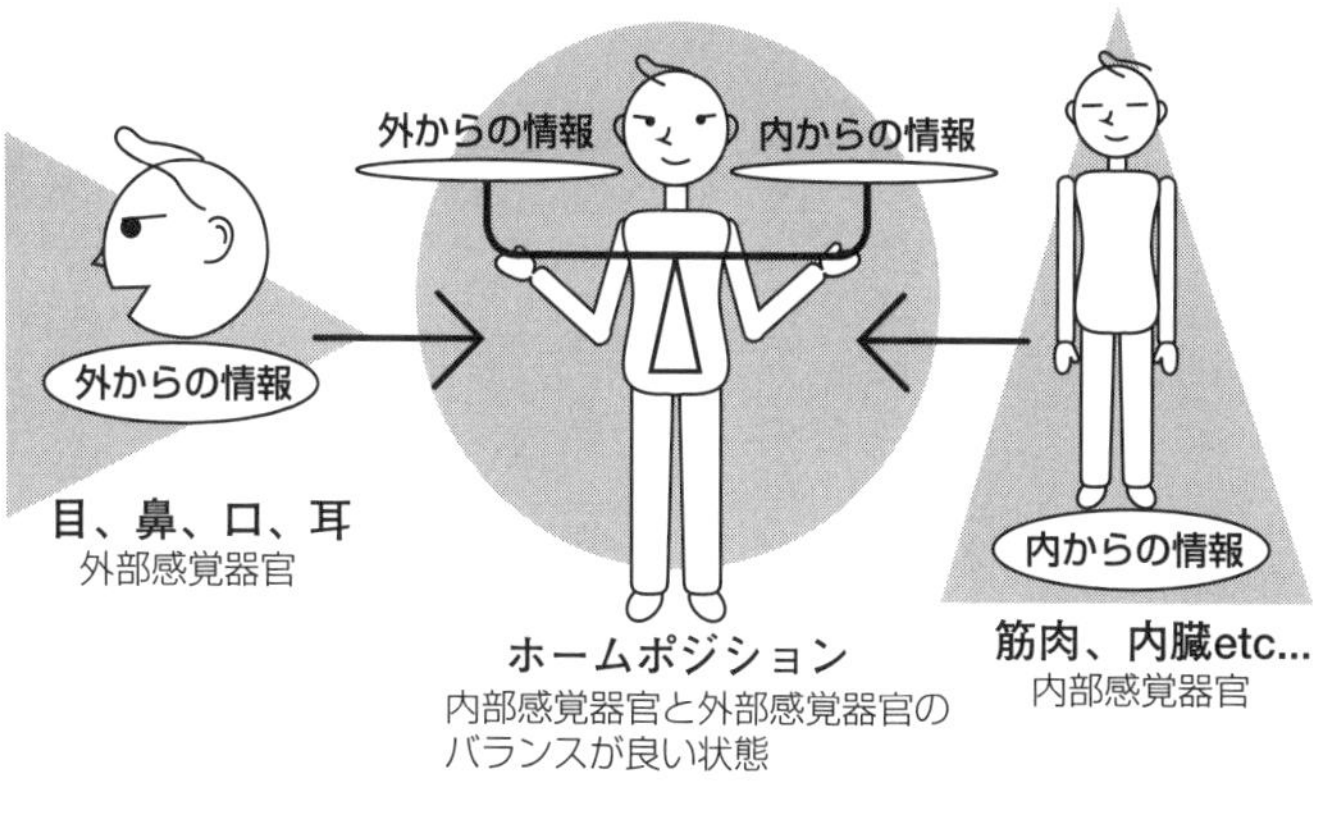

ので、内部感覚器官と外部感覚器官をバランス良く働かせる必要があるからです。そしてこのような状態の時に、「身体の外側にある情報を、身体の内側で柔軟に受けとり、自然な動きとして反応できる身体の状態」、つまり、ホームポジションに至ることができると私は考えています。

ここで、ホームポジションの感覚を身につけることで、日々の生活がどのように変化するかについて、私がクライアントさんやワークショップの生徒さんからお聞きした実例をいくつか紹介したいとおもいます。まず、いつでもどこでも楽にくつろいでいられて、居心地良い身体の状態を保ちやすくなるという効果があります。これまでは、慣れない場所に出かけると無意識に身体が緊張していたのが、感覚器官をうまく使うことで新しい環境にも馴染みやすくなり、日々の生活が楽になったといううれしい報告をよく頂きます。また、対人関係が苦手な方にとっては、目や耳の使い方のちょっとした工夫が、緊張を緩めるのにとても有効であったという話も聞きます。

その他、スポーツなどで身体を動かしている方々にとっても、良い変化が見られています。どうしても競技中力んでしまうという陸上選手の方がいらっしゃったのですが、実は力みに口の緊張が関係していて、それを意識して緩めたら、身体全体の緊張が抜けてタイムが伸びたというケースがありました。柔軟性が無くて困っているヨギの方の場合、目の使い方を改善させることで身体全体が連繋して動けるようになり、結果としてポーズが楽にとれるようになったということもありました。また、メンタルなストレスで、舞台に立つと動きの滑らかさを失っていたダンサーの方にとっては、皮膚感覚の活性化が身体のバランスをとるための重要な鍵となっていました。

このように、これまで意識されることが無かった感覚器官を活性化することでホームポジションが確立されると、身体全体のバランスがとれて、メンタル面での安定やスポーツのパフォーマンス向上にも役立つことが確認されています。

自由な身体になるために、専門的な技術や知識は必要ありません。ただ感覚器官を意識して使う「意図」を持てば良いのです。本著にはそのための具体的なアイデアがたくさん盛り込まれています。是非実際に試してみて、ご自身にとってのお気に入りのテクニックを探し出して下さい。そしてそれが、みなさんがいきいきとした身体で充実した毎日を楽しむためのお役に立てるとしたら、心よりうれしくおもいます。

もくじ

第一章

ホームポジションとはどのような状態か？

◎楽で自由になるために、自分の身体を感じてみよう

身体とうまく付き合うための第一の基本は、自分の身体を意識することです。と言われても、普段生活をしていて身体を意識するのは痛みや違和感がある時くらいで、特に何も無い状況であえて身体を意識するということは少ないはずです。また、「自分の身体を意識して下さい」と言われると何となくできているようでも、実際には心許ないものです。ここでまずお伝えしたいのは、楽で自由な身体でいるためには、ただあるがままの自分の身体の状態を「みよう」と意図することが大切だということです。

身体を意識する時、私達は無意識に外側からくるイメージを自分の身体にそのままあてはめようとする傾向があります。例えば、「背骨を意識して」と言われれば、絵に描いたようなまっすぐな背骨のイメージを、自分の身体にあてはめようとしがちです。しかし実際には、背骨はそんなにまっすぐではありませんし、背骨のカーブにも個人差があり、人によっては左右に曲がっていたりもします。つまりいくらまっすぐな背骨のイメージを自分の身体にあてはめようとしても無理があるわけです。

またこうした自分の外側にあるイメージをそのまま自分にあてはめようとしたり、それに合わせようと身体を無理にコントロールしようとしたりすると、身体は身構え、緊張を生みだしてしまいます。ここでいう「みる」というのは、こうした何かにあてはめようとするのではなく、ただ、いまある現実の自分の姿をみようと意図して、自分の背骨がどのようになっているかを感じることなのです。

まず、「自分の背骨はこうなっているはずだ」というこれまでの経験で得られた知識をいったん横に置いて、

“脱、コントロール！”で自分の背骨を感じてみよう

ホームポジション獲得の第一歩は、“脱コントロール”。「こうしよう」「こうやろう」ということをいったん忘れ、ただいまある姿を眺めること。そうした時、一体背骨に何が起きるのか？　そこから始まる。

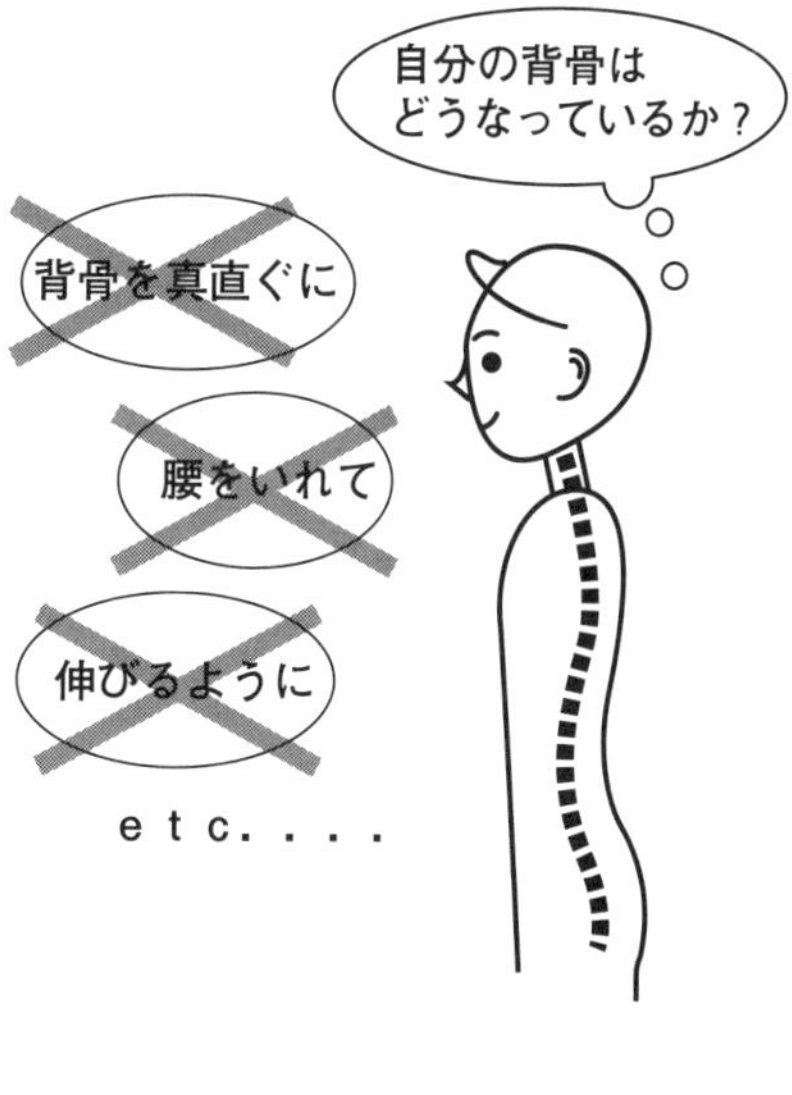

自分の背骨は
どうなっているか？
背骨を真直ぐに
腰をいれて
伸びるように
etc．．．．

「今、自分の背骨はどんな風になっていますか？」という問いを自分の身体に投げかけて、答えがくるのを待ってみて下さい。ちょっと不思議に感じるかもしれませんが、今までの「身体はコントロールするもの」という枠組みから一歩出て、新しい身体との関係を作ることが、ホームポジションへ至るための第一歩なのです。

静かに身体の中に耳をすまし、あるがままの状態をみようと意図することで、必ず背骨はそれに反応して動き出そうとするはずです。それは背中を丸めるような動きかもしれないし、反らせるような動きや、あるいはその両方が続けて起こるかもしれません。身体の内側に動きがうまれたら、それをコントロールせず、その動きの衝動に身を任せて下さい。そうした自発的な動きの可能性がうまれると、身体は自然と重力の中でバランスをとろうとします。このバランスをとろうとする自然な力が、結果としてあなたにとってバランスのとれた背骨の状態に行きつかせてくれます。どのようにすればその状態にいきつけるかは、あなた自身の身体にしかわかりません。ただあるがままの自分の身体の状態をみようと、意図することが大切なのです。

ここまでは、自分の身体を意識する時の〝コツ〟について述べました。次に、身体の外側の世界が、身体にどのような影響を与えるかについて見てみたいとおもいます。

◎身体の内側と外側とのバランスが重要！

では日常的な動きである、「ものを取る」という動きを見てみましょう。1回目と2回目の動きの違いはわかりますか？　最初のほうは姿勢が崩れて動きに緊張がありますが、2回目はまっすぐで動きもスムースです。それぞれの身体では何が起こっているのでしょうか？

まず1回目のほうを見ると、これは取ろうとしているコップ＝身体の外側の世界に意識がうばわれ、自分の内側に対する意識を失った状態で

外に意識がとられて、自分を失った状態

コップ（外の世界）に意識がとられて、自分の内側の意識を失い、身体が崩れた状態。なんでもない動作にも関わらず、我々は簡単に外に意識を奪われて、自分を失ってしまうのだ。

1回目

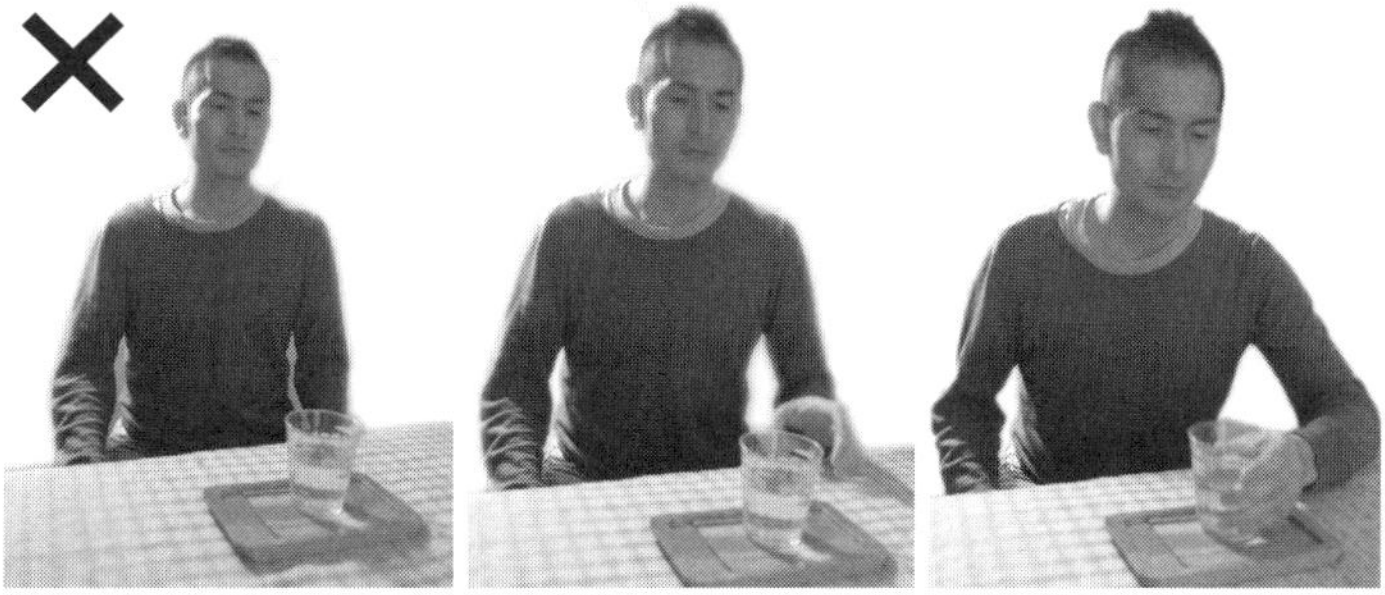

す。そのため身体が大きく前方へ傾いています。一方、2回目のほうは身体の内側に対する意識を保ちつつ、身体の外側の世界（コップ）にも意識を向けているバランスの良い状態なので、身体も崩れることなく、スッキリした動きに見えます。
「まえがき」で、ホームポジジョンを「身体の外側にある情報を、身体の内側で柔軟に受けとり、自然な動きとして反応できる身体の状態」と定義しましたが、この2回目の動きこそがホームポジションにあると言えます。大事なのは身体の内側と外側の意識をバランス良く保つこと

自分を失わず、外の世界と関わる

こちらは、「コップを取る」という意識を持ちながらも、自分の内側に対しても意識を持ち続けているため、崩れることなく動いている。皆さんの普段の動きはどうだろうか？

2回目

○

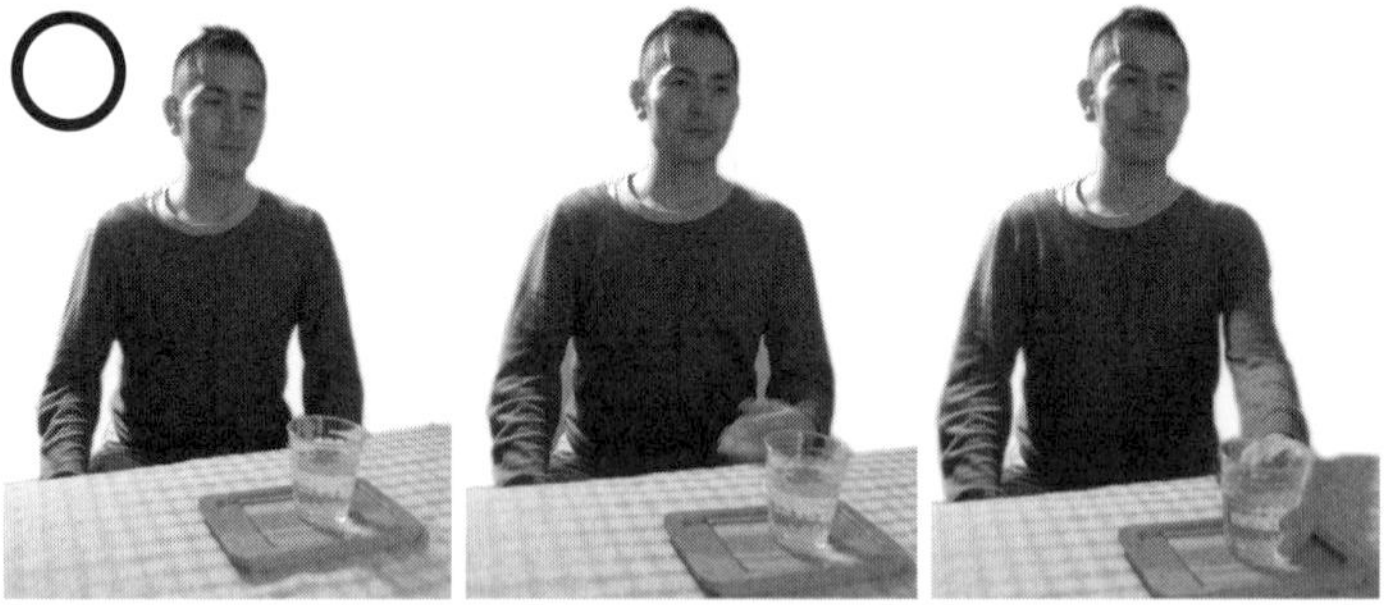

です。

◎身体全体と直結している「目・鼻・口・耳」

「集中して身体の内側をみることだけでも難しいのに、そのうえ身体の外側の世界も同時にみているなんてできっこないよ。」という方もいらっしゃるでしょう。ですがみなさんの中にも、身体の外側に刺激があるほうが、身体の内側に集中できるという経験をしたことがある人がいるはずです。例えばカフェや電車の中など、人ごみや雑音のある場のほうが勉強や読書がはかどったことがありませんか？

と、書いている私ですが、実はもともとはそうした場で集中することは苦手でした。目では一生懸命文字を追っていても、周りの話し声や物音が気になり、周りの音を無視しようとすればするほどイライラして、本を読むどころではなく、「これじゃ家にいたほうが良かった！」と何度となくおもったものです。そんなあるとき気づいたのは、自分がとても耳を緊張させていたということです。

改めて耳の緊張を意識すると、耳という小さな部位の緊張が身体全体に伝わっていることがわかりました。そこで耳以外の目・鼻・口といった顔にある感覚器官の状態や使い方にも注意を向けてみると、これらの部位がいかに身体全体に影響を与えているかに気がつきました。各感覚器官の状態や使い方と身体全体との関係については、2章以降で詳しくご紹介していきますが、ここではまず簡単なエクササイズを通して、その興味深さを味わって頂きたいとおもいます。

EX

まず立ってみて下さい。何も考えないで楽に立って、足の裏のどこに重心があるかを確認して下さい。次に、目の前に何か具体的な目標物を決めて、その一点を見つめ続けて下さい。どうでしょう？　自然と頭が前にきて、つま先側に重心が移ってきます。では今度は見つめるのをやめて、部屋の中で聞こえる音に意識を向けて下さい。話し声や音楽よりは、エアコンや換気扇の音など単純なものが良いです。今度はどうでしょう？　楽に立っていると、頭が後ろにきて重心が踵側に移ってくるはずです。また、音に意識を向けたほうが、身体の緊張が抜ける感じがするでしょう。

目と耳で感じる身体との繋がり

自然に立った状態から目・耳のそれぞれに意識を集中すると、連動して重心が前後に移動するのがわかる。情報をとり入れる器官である目・耳は、密接に身体とリンクしている。ここに身体を緩ませる鍵があるのだ。

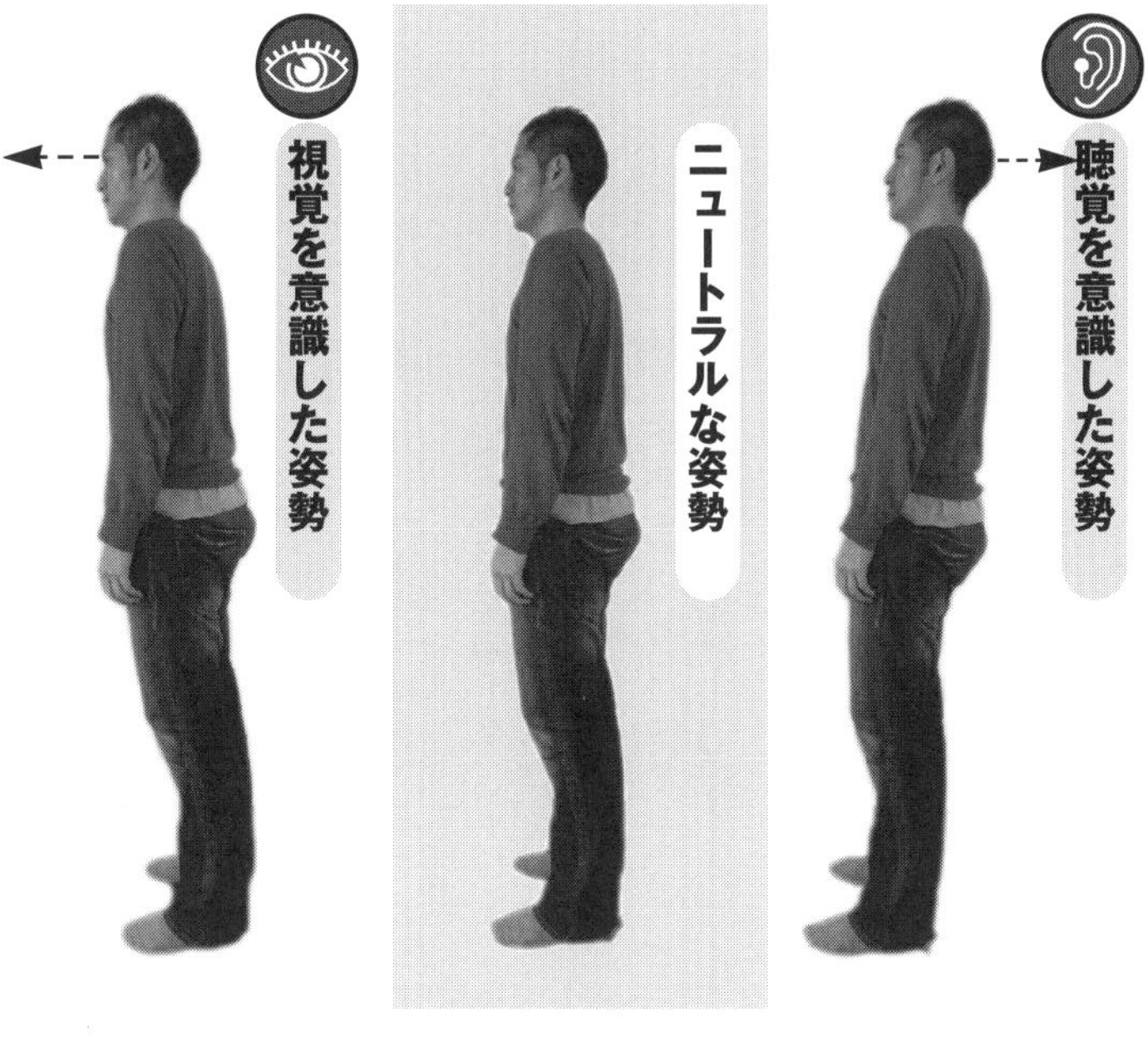

目＝視覚情報に注意を向けると、意識は身体の外側の世界へいきやすく、身体は前重心になり、耳＝聴覚情報に注意を向けると、意識を身体の内側に留めておきやすく、後ろ重心になる傾向があることが経験的に知られています。

私達の普段の生活では、身体の外側の世界との関わりの大部分を目を通して行っているため、耳を意識してみることが、意識を身体の内側に向けるのに役立ちます。カフェや電車の中など、人ごみや雑音のある場でうまく集中できる人は、この原理をうまく利用し、聴覚を活性化させることで、身体の内側に意識を向けて集中しやすい状況を自分で作っていると考えられます。

このように目、鼻、口、耳といった感覚器官をうまく使うことがホームポジションに至るための有効な入り口です。音という身体の外側の世界の情報を、耳を上手に使い身体の内側で柔軟に受け取ることで身体を緩め、さらなる集中を可能にするわけです。ただ、この原理を利用するには耳を緊張させたままではうまくいきません。感覚器官を緩めてうまく使う必要がありますが、そこにはちょっとしたコツがあるのです。

そこで次章ではまず、この「耳を緩めてうまく使う方法」をご紹介します。

この章のポイント

・楽で自由になるためには、自分の身体を「ただあるがままに」観察すること

・観察すると同時に身体の外の世界の情報をどのように受けとるかが重要

・本著は「目、鼻、口、耳」などの外部感覚器官の使い方について解説する

第二章

耳が緩むと身体が緩む！

◎耳の緊張が、身体全体に影響する！

前章では身体を緩めるためには、目鼻口耳などの感覚器官を緩めることが必要だと説明しました。この章ではまず「耳」をとりあげます。

ところで「耳を緊張させている」なんて考えたことありますか？　実は耳の使い方は全身に影響するのです。ここで試しに、難しい話を一生懸命聞いている状況をイメージしてみてください。どうなりますか？首筋から肩に力が入っているのがわかるとおもいます。難しい話や聞き

耳から全身に繋がる筋肉

身体のパーツとしては決して大きくない耳だが、その繋がりは図のように身体の体側部全体に及ぶ。音を聞くときに、耳を緊張させることで、その緊張が広範囲に伝わることが見て取れる。

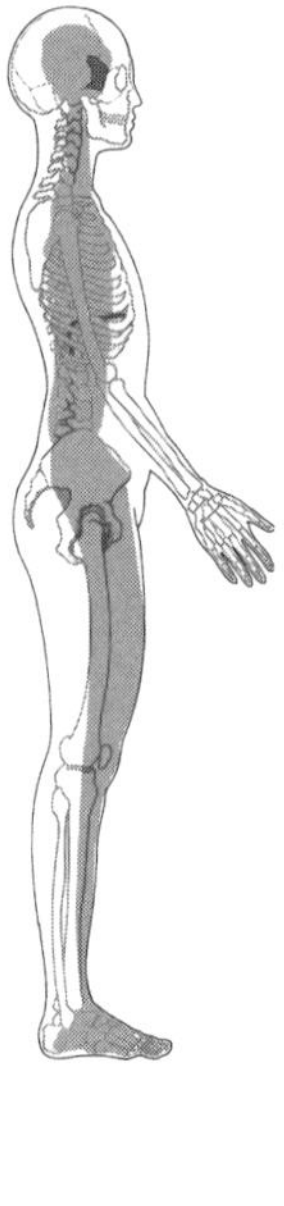

たくない話を聞かされた後、肩や首が凝った経験は誰にもあるはずです。音に対して耳が緊張すると耳の付着部周辺の筋肉を固めてしまうのです。

では今度は一生懸命聞こうとして自分から音をつかまえにいくのではなく、音が自分の頭の真横から自然に耳の穴に入ってくるイメージで何かの音を聞いてみて下さい。音は出来るだけ単調で、普通なら雑音として意識もしないもの、例えばエアコンや空調のノイズのようなものが良いでしょう。そんなノイズを耳に任せるまま、自然のなかで、川のせせらぎやそよ風の音を味わっていると

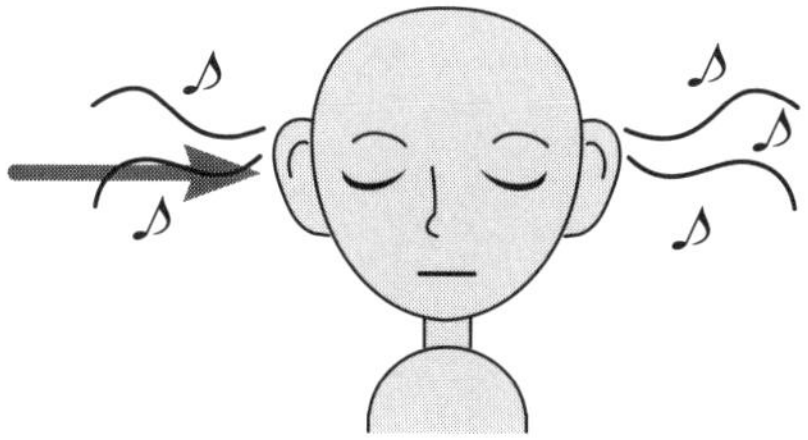

「自然に音が耳に入ってくる」とイメージすると、緊張が解けて緩む。

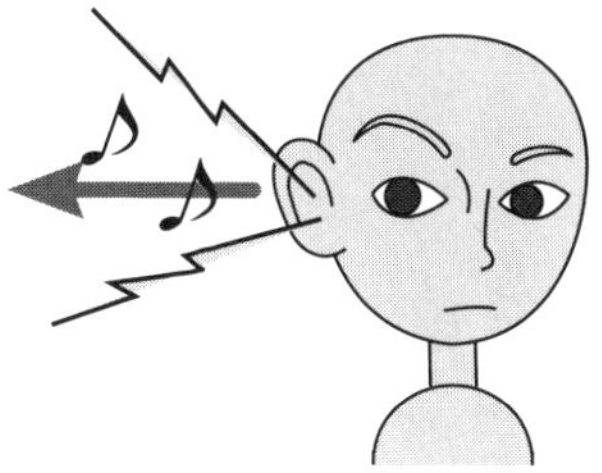

逆に、「音をつかまえよう」とイメージすると耳の周囲が緊張し、そのこわばりが身体の体側の筋肉に伝わる。

きの感覚で聞いてみて下さい。自然に肩や首の力が抜けるはずです。

EX

力の抜ける感覚がわかりづらい方は耳を軽く引っ張って付け根周辺の筋肉を少しストレッチさせてください。耳をほんの少しだけ側頭部から離すようにして、その隙間に息が通るようなイメージをするとそちら側の首筋が緩むのがわかります。

さらにいうと、緩んでいるのは首筋だけではありません。

耳の周りの筋肉を繊細にストレッチ

中指と親指で耳を表裏から挟むように軽く持ち、ほんの少しだけ側頭部から離すようにして、そのスペースを感じる。耳の付け根周辺が柔らかく拡がりながら緩むのがわかるはずだ。

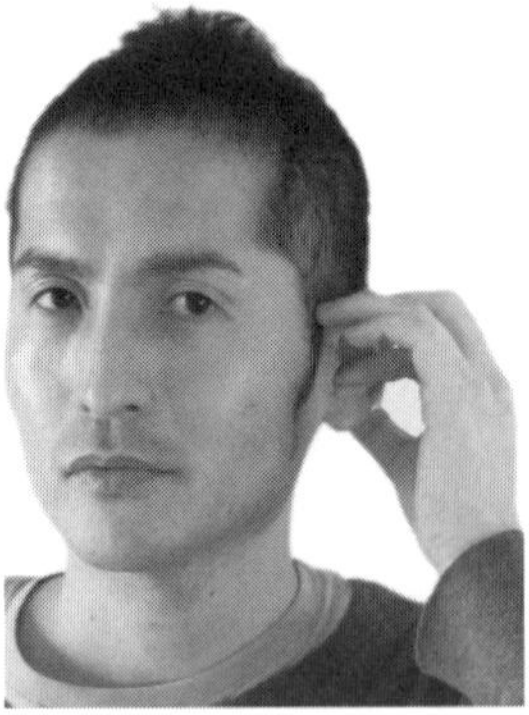

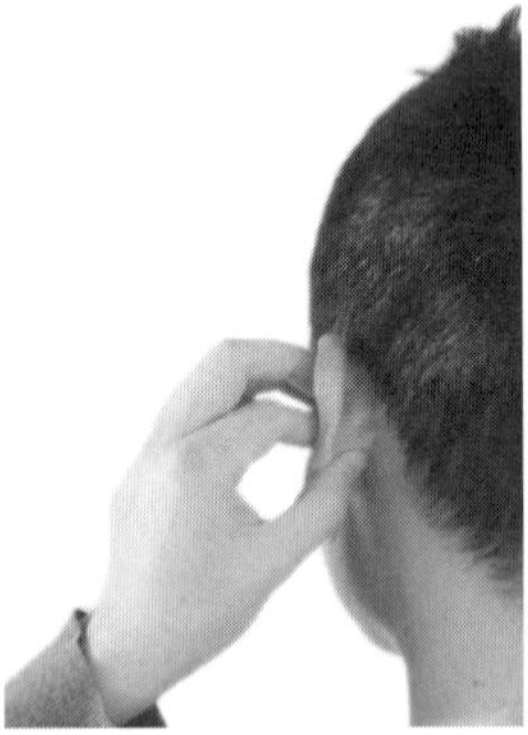

身体のパーツとしては決して大きくない耳ですが、その周辺の筋肉は身体の側面を介して全身に繋がってます。実際に耳を緩めた後で、前屈などを行えばその効果が確認できるはずです。

また時々耳を引っ張って緩んだ感じを確認しておくと、緊張したことに自分で気づきやすくなります。普段の心がけとしては、「音をつかまえにいくのではなく、音が自然に耳に入ってくる」感覚を練習して下さい。一日一回それを思い出すようにしていると、そのうち意識しなくても自然にできるようになります。

耳を緩めると身体が緩む

耳の周りの筋肉を軽くストレッチすると、身体全体が緩む。前屈の動きで確認するとわかりやすい。また、耳に音が入ってくるようなイメージを持つ、という方法も動きを滑らかにする効果がある。

01

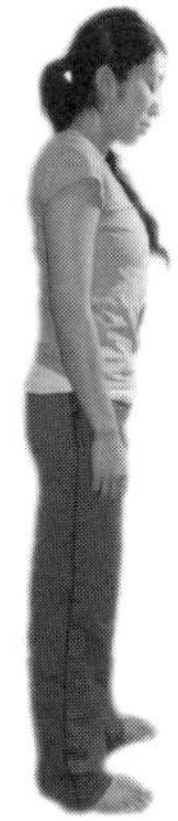

02

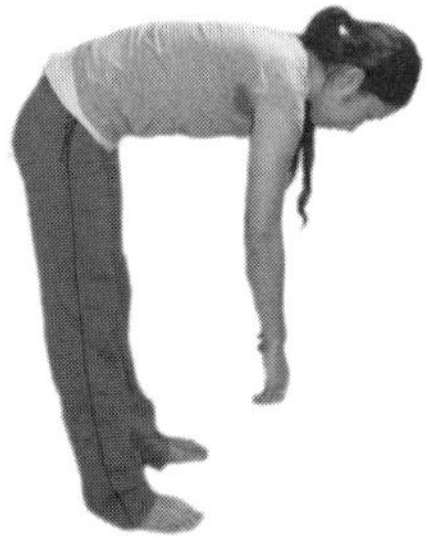

03

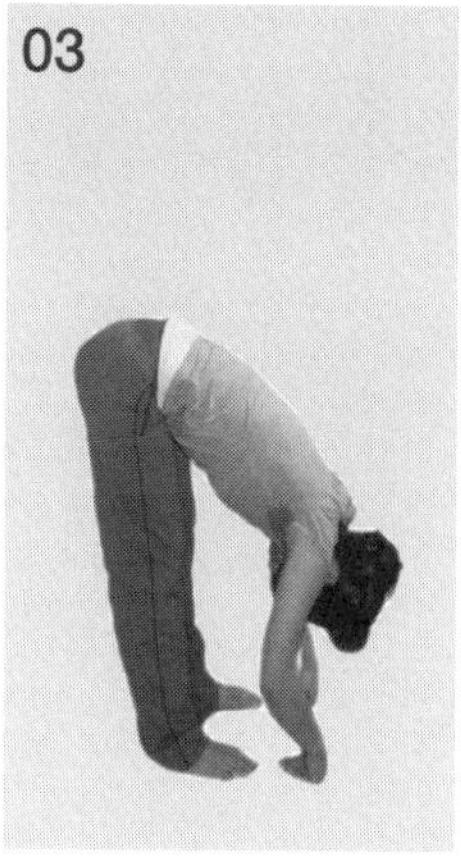

◎頭蓋骨のセンターと横隔膜が繋がっている⁉

耳の緊張が身体の側面を経て全身に伝わることはご理解頂けたとおもいます。今度は身体のより内部に対する影響を見ていきましょう。先ほどと同じように、難しい話を一生懸命聞こうとしている状況をイメージして、今度は呼吸に注目して下さい。みぞおちの辺りが固くなって呼吸が浅くなっているのがわかりますか？　これは耳の緊張が蝶形骨（頭蓋骨のセンターにある蝶々の形をした骨）を介して横隔膜に伝わり、横隔膜が固くなっていることが原因です。

蝶形骨は左右のこめかみからこめかみへと繋がる骨で大脳を乗せるお皿のような構造をしています。耳が緊張して側頭部が固くなると蝶形骨が圧迫されて、変位してしまいます。蝶形骨は気道、食道などを取り囲む筒のような膜構造を介して横隔膜に繋がっているのですが、蝶形骨が変位すると、この膜構造が緊張して横隔膜の運動が制限されます。横隔膜が固まってしまうと、上半身と下半身が分断され、身体は安定性を失い緊張するうえ呼吸も妨げられて、その結果、交感神経優位となるため中枢神経全体の緊張度が高まり、筋肉が緊張しやすい状況になってしまうのです。

Colunm《コラム》

＊「自分の声を聞いて、いい声になる」＊

自分の声は意識しなくても骨を伝わって耳に入ってきます。自分の声を聞くことなく話すことはできません。しかしそれ故に自分の声を「意識的に」聞く機会はほとんどありません。そこでここでは実際に意識的に自分の声を聞きながら話してみて下さい。少し静かに耳を澄ませるような感じで。いつもとは何が違っていたでしょうか？　落ちついたやわらかいトーン、ゆったりしたペース、お腹から胸、喉を通って流れるように声とともに出てくる息、いわゆる「いい声」になったのではないでしょうか？　自分の声が嫌いで聞きたくないものとイメージして発声すると口先だけの雑な声になるので、それとの比較をすれば違いがはっきりするはずです。これには本文で説明している蝶形骨から横隔膜への繋がりが関係しているとおもわれます。

深いところと繋がって出てきた声は、いい声というだけでなく話の内容もきっと相手に伝わりやすくなるでしょう。是非実際に試してみて下さい。

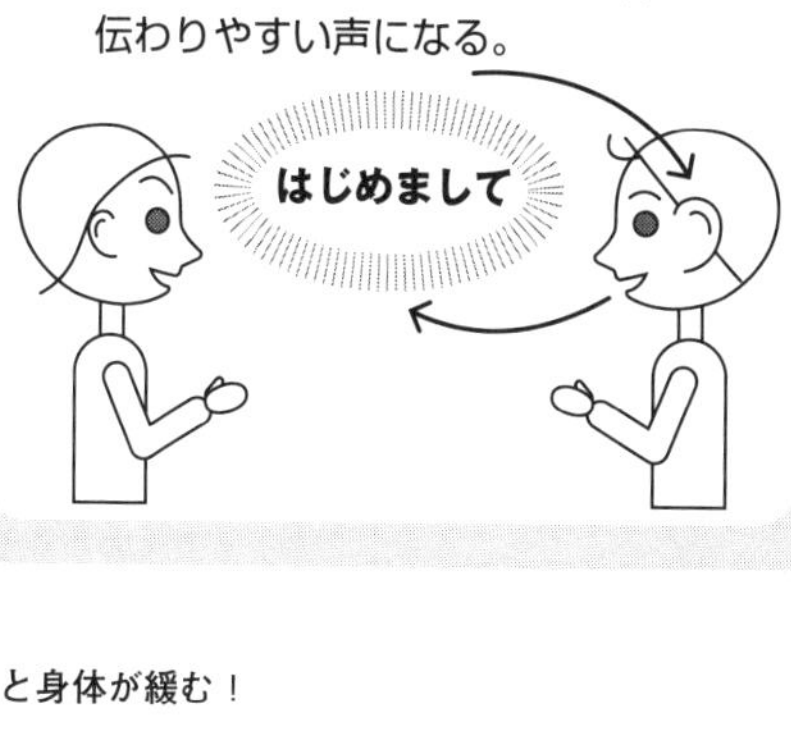
相手に話し掛ける時にも、自分の声を聞きながら話すと、深みを増した伝わりやすい声になる。
はじめまして

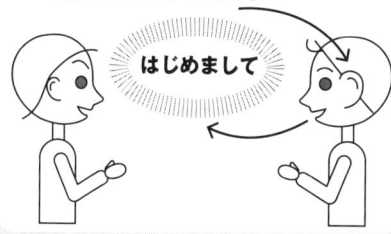

蝶形骨は耳以外にも「目」、「鼻」、「口」とも関係が深いため、この蝶形骨から横隔膜への繋がりは非常に重要なポイントになります。例えば頭が疲れている時は、みぞおちもたいてい固くなっているはずです。

そこでここでは、耳を緩めることで、蝶形骨を介して横隔膜を緩める方法を紹介します。

EX

先ほどと同じように耳を軽くつまんで、頭の側面から離れるようにほんの少しだけ横に引っ張って下さい。

頭のまん中にある蝶形骨

頭蓋骨内にある蝶形骨。名前通り蝶の形をした骨で、脳を載せる器の役割を持っている。この蝶形骨に緊張が伝わると、横隔膜へ繋がる筋膜を固め、呼吸はもちろん上半身と下半身との繋がりを失わせてしまう。

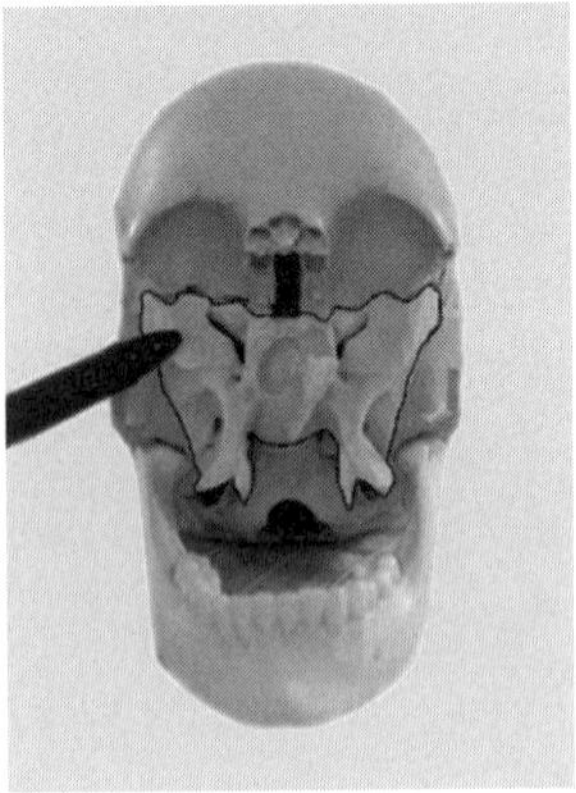

今度は両耳同時です。そして両耳の間にあるお皿が呼吸と同時に上下するイメージをして下さい。吸気で上に、呼気で下にです。しばらく続けているとみぞおちを含む肋骨下部が呼吸と共に拡がって自由になるのが感じられるとおもいます。耳の引っ張りも、呼吸も心地良く感じられる範囲でソフトに行って下さい。

横隔膜は呼吸運動の中心であり、精神や内臓の健康状態にも大きく

蝶形骨を自由にして横隔膜を緩める！

両耳を軽く持ち、その間に蝶形骨のお皿がぶら下がっているとイメージして、呼吸で上下させる。頭中心の現代人はこの蝶形骨の自由度が低くなっているので是非試して欲しい。

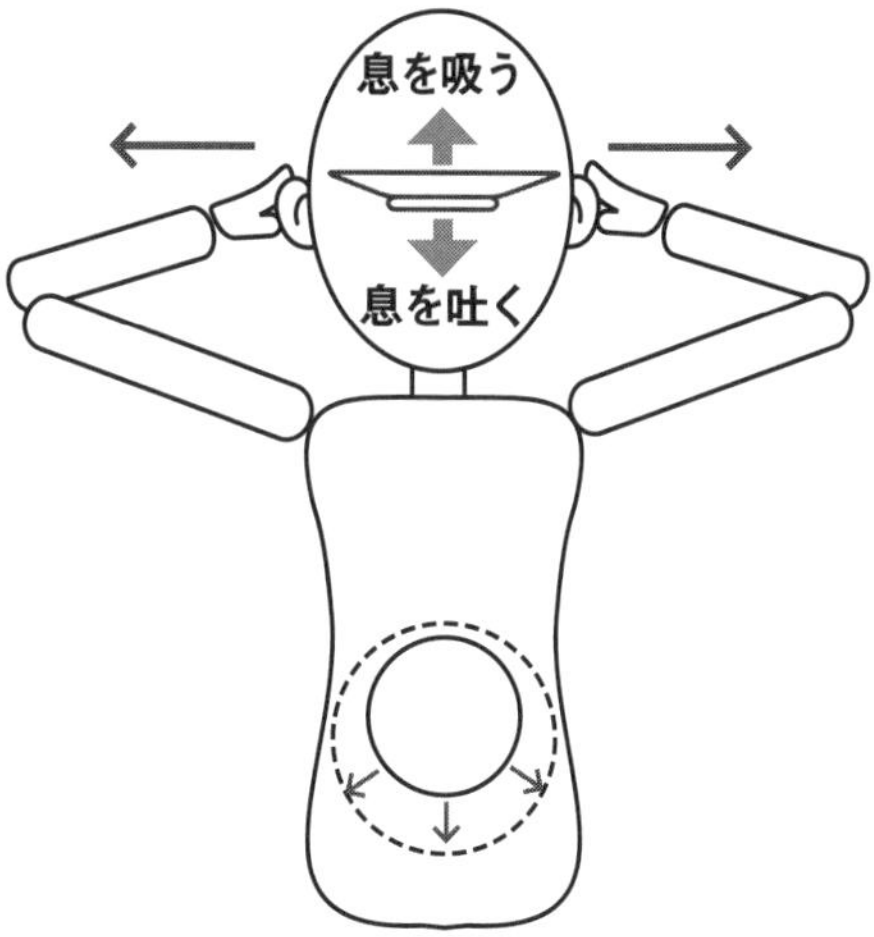

影響するため、ここが自由であることは大変重要だとされていますが、一度固まってしまうと簡単に自由にならないことでも知られています。実は呼吸法などのエクササイズを行っても周りの筋肉ばかりが反応して横隔膜は固まったままというケースが多く、身体を自由に使う上での難題の一つとされているのです。その意味でも、耳を使って横隔膜を緩めるこのエクササイズがみなさんにとってお役に立てることを期待しています。

◎耳を使って平衡器官を活性化！

次は耳を使うことが身体のバランス調整能力の改善に役立つことを見てみましょう。

EX

まずは片足立ちになり、次に目を閉じてみて下さい。目を閉じるとバランスが崩れますね。普段いかに視覚に頼ってバランスをとっているかがわかるとおもいます。次に閉眼で片足立ちをして、外の音を聞いて下さい。そう、音をつかまえにいくのではなく、音が耳の穴に自然に入ってくる感じですね。エアコンの音など単調かつ不快でないものが良いです。今度はどうでしょうか？

もちろん目を開けている時よりはぐらつきますが、音に意識を向け続けているとそうでなかった時より安定して立っていられるのがわかりますか？

ではなぜ音を聞くことでバランスが良くなるのでしょうか？

耳で身体が安定する！

体力測定などでよく試される目をつぶった片足立ちだが、無理に「バランスを保とう！」と意識するより、耳に入ってくる音に自然に意識を向けると平衡器官が活性化し身体が安定する。

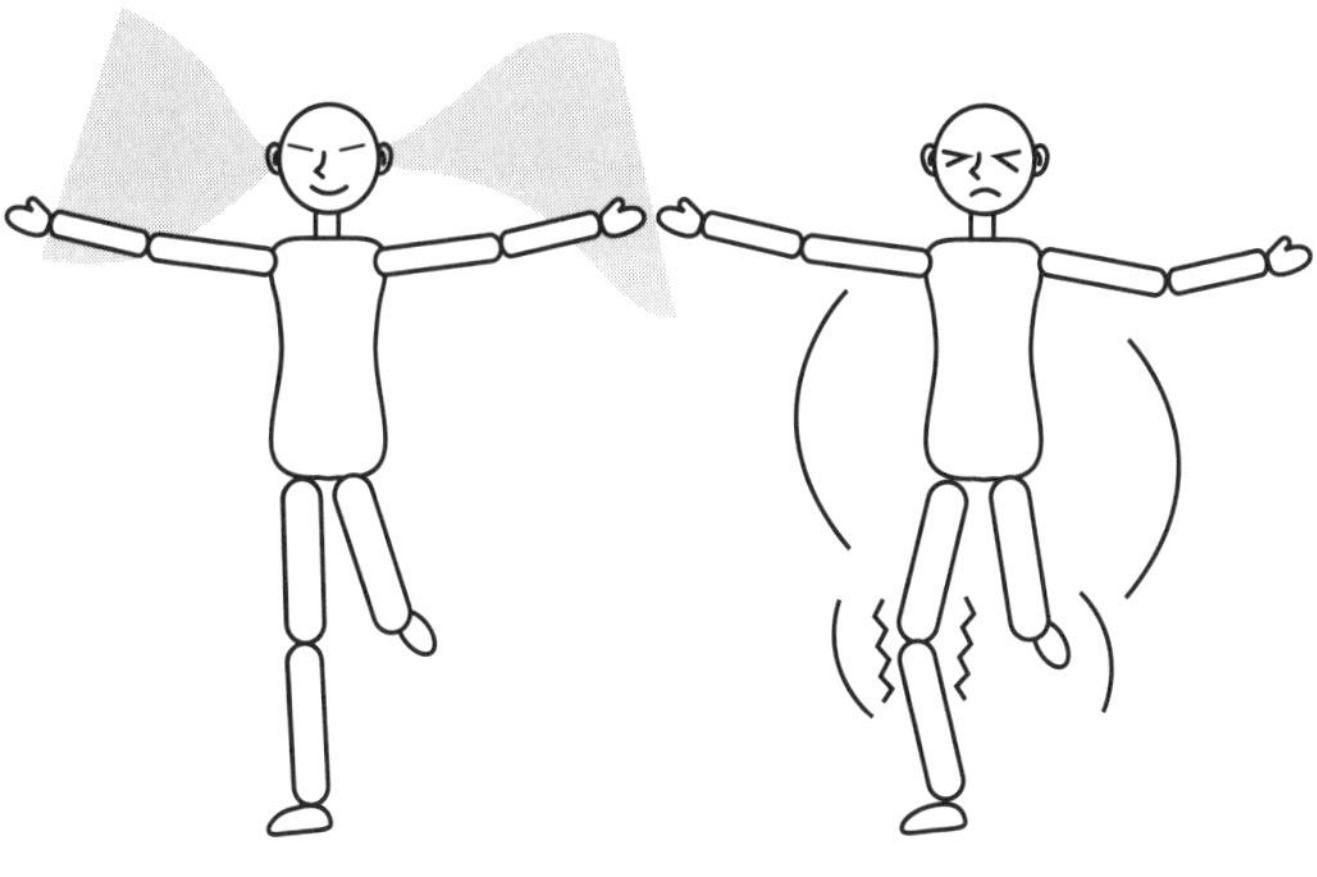

音を聞くための器官を見てみましょう。内耳の中で音を伝えるのは「蝸牛《かぎゅう》」という器官ですが、聴覚が刺激されることで、「平衡器官（身体のバランスを保つための平衡感覚を司るセンサー）」が同時に活性化することがボディワークでは経験的に知られています。もちろん片足立ちのような特殊な状況でなく普通に座っていても、目を閉じて静かに音を受け入れているだけで、姿勢が楽でまっすぐになっていくのを感じることができます。

また平衡器官は重力に対するセンサーにもなっています。このセンサ

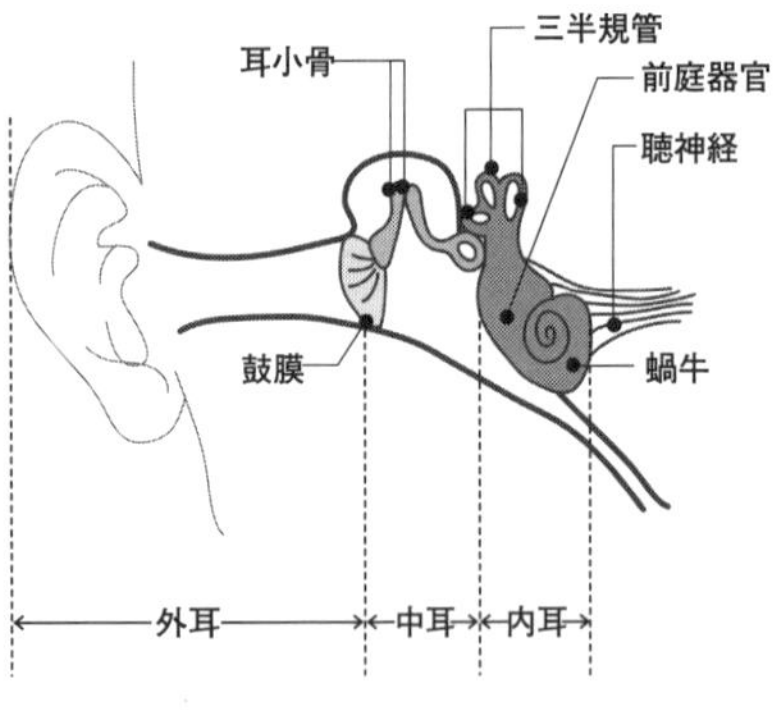

身体のバランスを保つ機能は、主に前庭器官と三半規管にある。これらの器官が姿勢と運動の平衡感覚や、空間における相対的な位置を感知している。また眼球運動を反射的に調整しており、情報を前庭神経を経由し延髄の前庭神経核と小脳に送り認識するようになっている。

ーが活性化することで、身体の重さを最適なバランスで受けとめようとする自己調整機能が働き、その結果まっすぐになるわけです。〝まっすぐ〟になるのは重力負荷を最小にするためには、まっすぐであることが一番良いからです。ここで重要なのは、こうして自己調整機能によって〝まっすぐ〟になったのと、「身体をまっすぐにしよう」とコントロールすることとは全く別だということです。耳を使って重力センサーを活性化することができれば、自分自身で「軸が立っている状態」をつくり、またそこに戻れます。これは誰かから教わり身に付けようとした「軸」とは全く異なったものです。くれぐれも身体をコントロールして「軸を立てる」のではないことを忘れないで下さい！

平衡器官を活性化する方法で別のものとしては、「耳の穴の通りが良くなっていることをイメージする」というのがあります。「穴のスペースが拡がっている」というイメージでも良いかもしれません。「耳の穴をかっぽじってよく聞け！」と言いますが、そんな感じです。本当に〝耳の穴をかっぽじろう！〟とおもったら、良い姿勢にならざるを得ません。逆に姿勢をわざと崩すと耳の穴が狭くなっていく感じがするのがわかるとおもいます。耳の穴の通りを良くするイメージは、良い姿勢を保つためのとても楽な方法です。是非試してみて下さい。

◎耳から繋がる胸鎖乳突筋

耳の緊張が周辺の筋肉の緊張に繋がっていることは、述べた通りですが、ここではもう少し具体的にみていきましょう。

耳の前方にはあごの関節があります（あごに関しては第4章の「口を緩める」で触れます）。耳のすぐ後方に、耳の後ろ側と接するようにして丸く出っ張っている骨があるのがわかるでしょうか？　これは耳が乗っ

耳の後ろから胸に繋がる胸鎖乳突筋

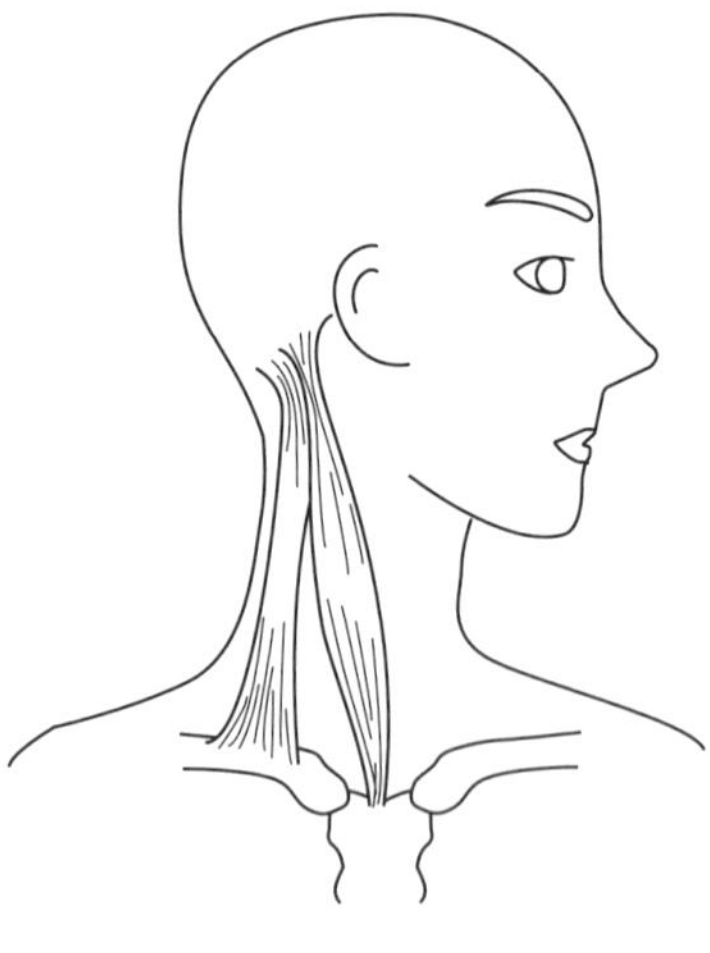

耳の後ろにある乳様突起から胸骨、および鎖骨へ繋がる胸鎖乳突筋。耳の緊張を全身に伝える入口であり、逆に言えばこの筋肉を上手に緩ませれば身体も緩むわけだ。

ている側頭骨の後ろ側のでっぱりで「乳様突起」と呼ばれています。実は耳を緊張させた時、この部分を固めています。聞きたくない話を身構えて聞こうととすると、あごと同時に乳様突起を固めていることに気づきませんか？　乳様突起からは身体の様々な部分に筋肉が出ているのですが、その中でも緊張が起こりやすいという意味で特に重要なのが、胸骨と鎖骨に繋がっている「胸鎖乳突筋」です。頭を90度左右どちらかに回転させた時、乳様突起から胸骨までの間に浮き上がってくる筋肉がそれです。

胸鎖乳突筋を確認する

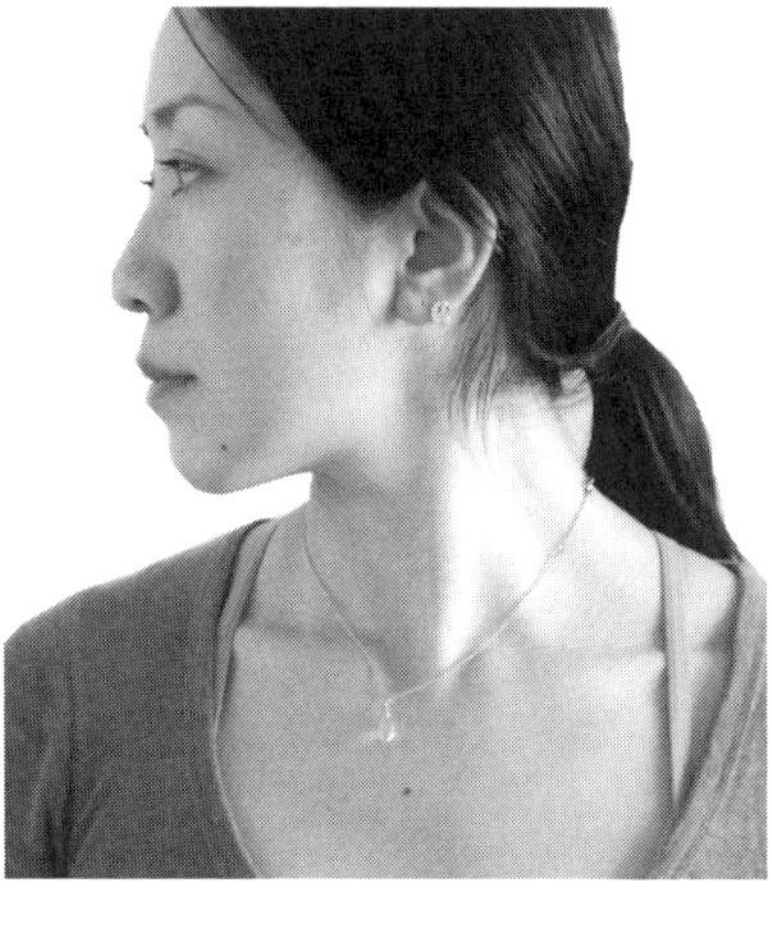

首を90度、グッと捻ると浮き出すのが胸鎖乳突筋。緊張していると感じた時に触れてみれば固くなっているのが分かるはずだ。緩めかたは第9章の215ページで紹介している。

胸鎖乳突筋の働きは頭を左右に回転させたり、横に側屈（耳を肩に近づける動き）させることですが、この筋肉は首から上の問題、特に耳の問題と関係が深いことが知られています。実際に耳鳴りや難聴などの症状を持つクライアントさんの胸鎖乳突筋をみると固くなっていることが多く、頭痛や眼の問題、その他多くの不定愁訴（問題が特定できない不快な症状）とこの筋肉の緊張が関係していることも知られています。

またこの筋肉の左右バランスが崩れると首が捻れて背骨全体に歪みを起こすと同時に、「真正面」の感覚が

聞きたくない話なのに「ノー」と言えない!?

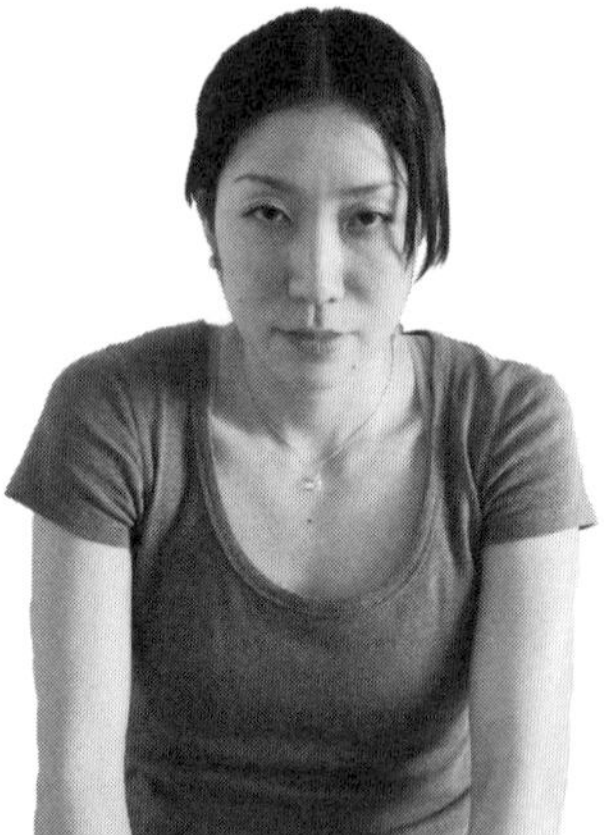

写真は聞きたくない話を聞いているイメージ。首筋が固まり、肩が緊張しているのがわかる。この状態では「ノー」と首を振る動きができなくなる。耳の使い方がいかに身体に影響しているかがわかる。

わからなくなり、動きの正確性がなくなります。さらにこの筋肉の左右両方が緊張した場合は頭が胸郭に押し込まれるような形になり、いわゆる「首が回らない」不自由な状態になってしまいます。

緊張することで身体にこれほど大きなダメージを与える筋肉なのですが、実は緩めるのが極めて難しい筋肉であることでも有名です。その理由は、血管や神経がすぐ内側を通っていることもあってマッサージするのが難しく、また単独でストレッチするのも困難だからです（胸鎖乳突筋の緩めかたは215頁に詳しく記しています）。

さて、耳というテーマの中であえて特定の筋肉をとりあげたのには理由があります。耳からダイレクトに繋がる胸鎖乳突筋は、首を左右に回す最も重要な筋肉です。つまりこの筋肉が固まってしまうと、「ノー」と首を振る動きができなくなってしまうのです。聞きたくない音や話を聞かされ続けた挙句、それに対して、なぜか気持ちとはうらはらに「ノー」と表現することができず、渋々頷いて後で後悔した経験はありませんか？　「ノー」と言えないのは性格や心がけの問題ではなく、実は筋肉の緊張が原因だとしたらどうでしょうか？　あなたはいま真後ろを振り返るという動きがスムースにできますか？　あまりスムースでないとしたら、胸鎖乳突筋を緩めることで単に身体が動かしやすくなるだけではなく、日常生活のいろんなことがもっとスムースに行えるようになる可能性が残されています。是非この筋肉の重要性をみなおしてみて下さい。それが嫌なことにハッキリと「ノー」と言える、あなたのホームポジションを見つける入口です。

◎耳ではなく、聴覚野で聞く！

最後は「聞く」という耳の機能により着目した方法を紹介しましょう。

人の話を一生懸命聞いているはずが、気がついたらうわの空で途中聞き返すこともできず困ったことはありませんか？　実は私自身恥ずかしながら人の話を聞くのがとても苦手でした。非常に興味ある内容を一生懸命聞いているはずなのに気がついたらうわの空で、これはもう性格の問題だとあきらめていました。そんなあるとき、たまたま人の話がよく聞けて内容も深く理解できていることがありました。改めてそのときの自分を観察してみると、普段と違う身体の場所に意識を向けていることに気づきました。これまでは一生懸命聞こうとしたときは耳自体に意識を向けていたのですが、そのときは耳より上、頭の側面に意識を向けていたのです。そこで「あっ！」と、おもいました。ここは外から入った音声情報を処理する脳の「聴覚野」がある場所です。ここが働いて初めて、耳からの情報の意味や内容が認識されます。逆に言えば、耳は単に情報が通過する入り口に過ぎないので、開いているだけで良かったのです。考えてみれば当たり前ですが、本当にエネルギーを使うのは情報処理の方なのに、耳で頑張りすぎて「聴覚野」までエネルギーがまわってなかったのです。

もちろんこれは生理学的に根拠が

耳の上にある聴覚野

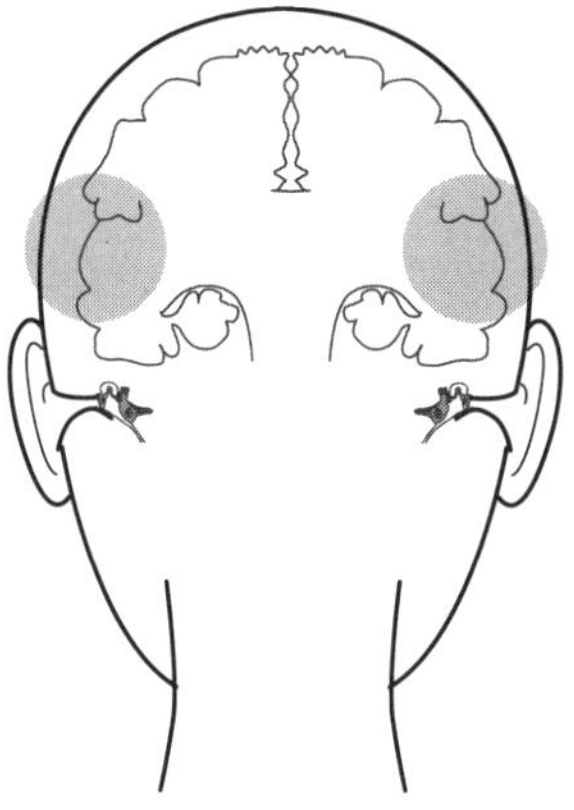

左図で丸く示したように脳のなかで耳からの音声情報を処理する「聴覚野」は、耳の位置より少し上にある。音を意識するときは、つい耳に力をこめがちだが、この聴覚野で聞く意識を持つと耳が緩み、内容が頭に入ってくる。

ある話ではないのですが、活性度を高めるべきところを意識しておくことは無駄では無いはずです。具体的な実践方法としては、「側頭部に耳があってそこで聞いている」イメージをします。このとき不思議と感覚器官である耳そのものは緩む感覚になります。はじまりは私の個人的な体験ですが、これまで多くの人に試してもらっていて、各人から成果のほどを確認したところ、かなり使える方法だということがわかっています。聴覚野を意識すると、落ち着いて人の話が聞けて内容もよく理解できるようになるので是非試して下さい。

聴覚野で聞くと話が理解しやすくなる！

会話の際に耳に力をこめるのではなく、耳の上にある聴覚野を意識してみよう。相手の話の内容が理解しやすいだけではなく、全体に身体をリラックスさせて聞けることに気が付くはずだ。

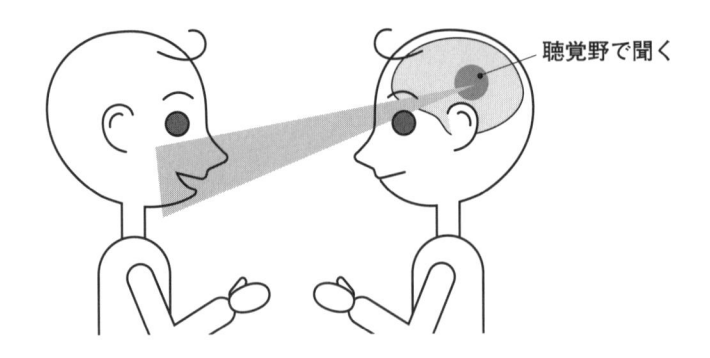

この章のポイント

・耳を緩めることで、身体全体が緩む。

・耳を緩めるためのポイント

①自然に音が耳に入ってくることをイメージする
②耳周辺の筋肉をソフトにストレッチ
③頭の中心の骨（蝶形骨）を緩める
④耳ではなく、聴覚野で聞く

第二章

目を解き放ち 自分の身体を感じよう

この章のテーマは「目の使い方」です。前章の「耳」に比べると「目」は「使っている」という実感があるとおもいます。一般に「情報の8割は目から」と言われるように、外からの情報に対して目を一番多く使っていると言われると誰もが納得するはずです。ただ、実際に「意図」を持って目を使っているか?と言えば、そうでもないのです。確かに「何かを見よう」と目は使われていますが、割合あいまいに「目に映っている」程度で使われているのがほとんどです。ここでは、目を「意図」を持って使うことで、身体の内部感覚を開くための方法を「ホームポジションに至るための視覚のメソッド」として7つのステップにわけ、取り組みやすいものから順に説明していきます。

STEP 1：まずは目を休める

最初に私達の「姿勢」を構成する要素から見てみましょう。

姿勢は視覚、内耳感覚、筋感覚の3つの要素でバランスをとりながら制御されています。現代の私達の生活では極端な視覚優位になっているので、目を閉じて、音を聞くこと自体がホームポジションへ至るための助けとなります。とりあえず目を閉じて休めれば良いだけなので簡単です。パソコンで作業しつつ長時間座り続けて疲れてしまった時、姿勢を正そうとしてもまたすぐ崩れてしまったことはありませんか？これは知覚のバランスが崩れたまま身体を整えようとしているためです。

STEP1 姿勢を制御する三つの要素

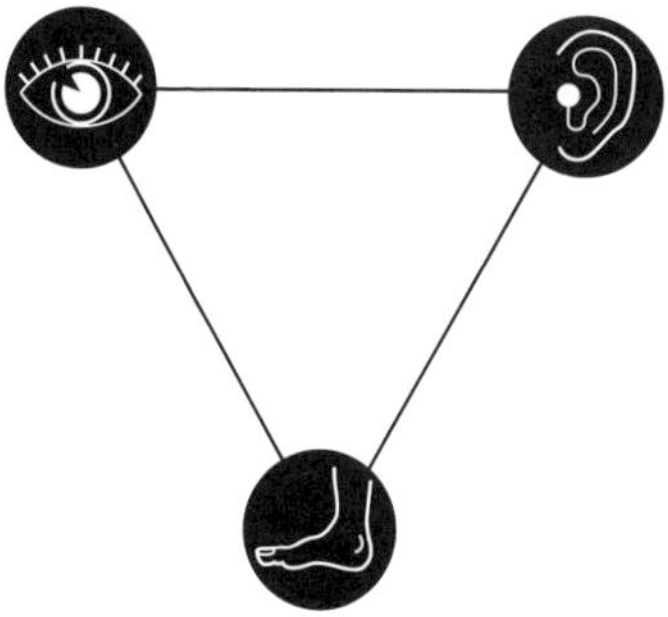

ヒトの姿勢は、視覚、内耳感覚、筋感覚の三つの要素でバランスをとりながら制御されている。本著では、特に目や耳といった感覚器官に働きかけることが、身体にどのように影響するかを見ていく。

EX

こんな時は、とりあえず目を閉じて下さい。目を閉じたままで身体の重心、緊張、呼吸の変化などを観察すると、視覚による緊張を一旦リセットしたうえで、最適な姿勢のバランスを取り戻すことができます。目を閉じるとパソコン画面と自分の姿勢との関係が一旦リセットされる感じがするのはわかりますか？リセットされないまま姿勢を正そうとしても、またすぐ崩れてしまいます。

STEP1 目を閉じることがまず第一歩

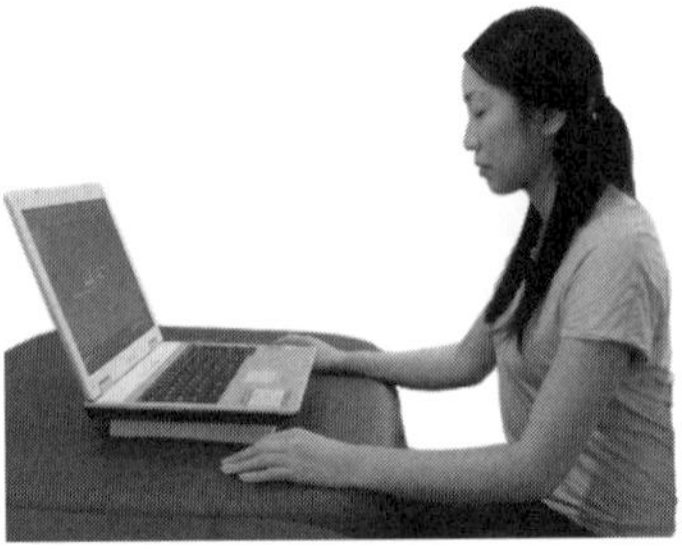

知覚を開くにはまず目を閉じて、一旦視覚をリセットすることが大事。

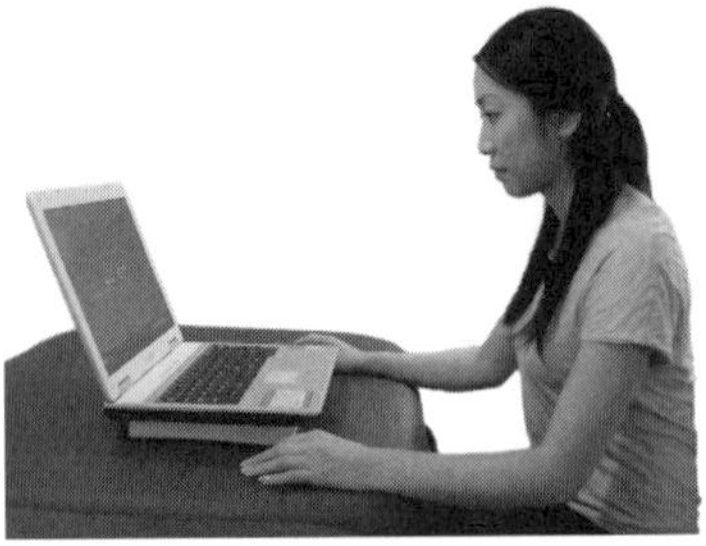

単に目を休めるだけではなく、目から繋がる身体のバランスをリセットすることができる。

この効果をさらに高めるためには、第二章で紹介したように音に注意を向けることが有効です。耳を傾ける対象は換気扇や空調の音など、自分にとって不快でなく、かつ比較的単調であればどのようなものでも構いません。これは視覚のホームポジションの中でも最も簡単に使えるものです。是非みなさんも日常で取り入れてみて下さい。

STEP 2 視野を拡げて、身体を安定させる

次は「視野を広くする」です。パソコン等の作業で姿勢が崩れるのは小さい画面を見続けることで視野自体が狭くなっているからです。それではまず視野の広さが姿勢に与える影響を体験してみましょう。

EX

パソコン画面を見つつ、同時に周りの空間も見るようにしてみて下さい。いまこの本を読んでいる方であれば、本を見つつ周りも見るというようにやってみても良いです。そうすると自然と姿勢がまっすぐになりませんか？

というか前かがみのままでは視野を拡げようがないという感じではないでしょうか。

次に視野が動きに与える影響をみてみましょう。

EX

まずはある1点を凝視して歩いてみましょう。その次に視野を広くしてみて下さい。そして再び1点を凝視するということを繰り返し何度か行い、歩き方や呼吸がどのように変化するかを観察して下さい。

1点凝視のときは、前かがみ

STEP2 視野を広くしてパソコンの画面を見る

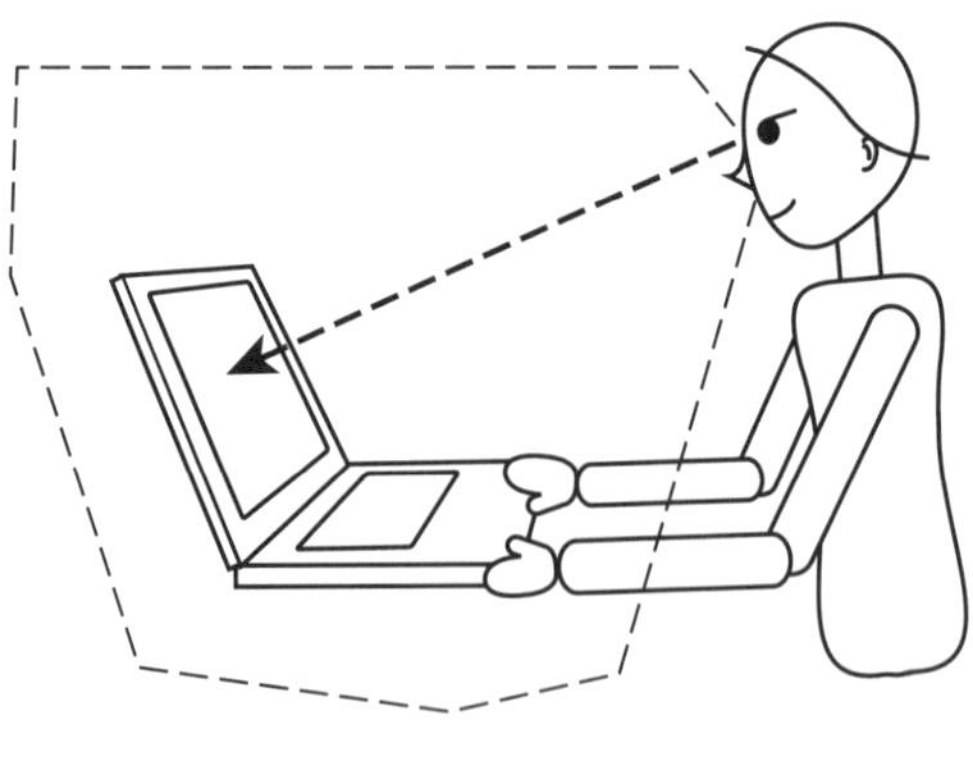

パソコン画面を見つつ、同時に周りの空間も見るようにする。そうすると自然に姿勢が整うはずだ。

で早足になり、胸のあたりが緊張し、肩に力が入ったりしませんか？　私は駅で急いで歩いているときのことを思い出します。逆に視野を拡げると上半身の力が抜けて軸ができる感じで、明らかに動きが変わるのに気づくとおもいます。このように歩けると混雑した駅の構内でもスムースに駆け抜けることができます。是非皆さんも試してみて下さい。

次に視野の拡がりについてもう少し詳しく見てみましょう。

STEP2 視野を拡げると身体が安定する

01 狭い視野で歩いている。身体の前面が緊張して、前かがみな姿勢になる。02 視野を広くして歩いている。身体全体がリラックスして、身体の周りの空間が広く感じられて、自然に姿勢が良くなり、歩きも軽やかになる。

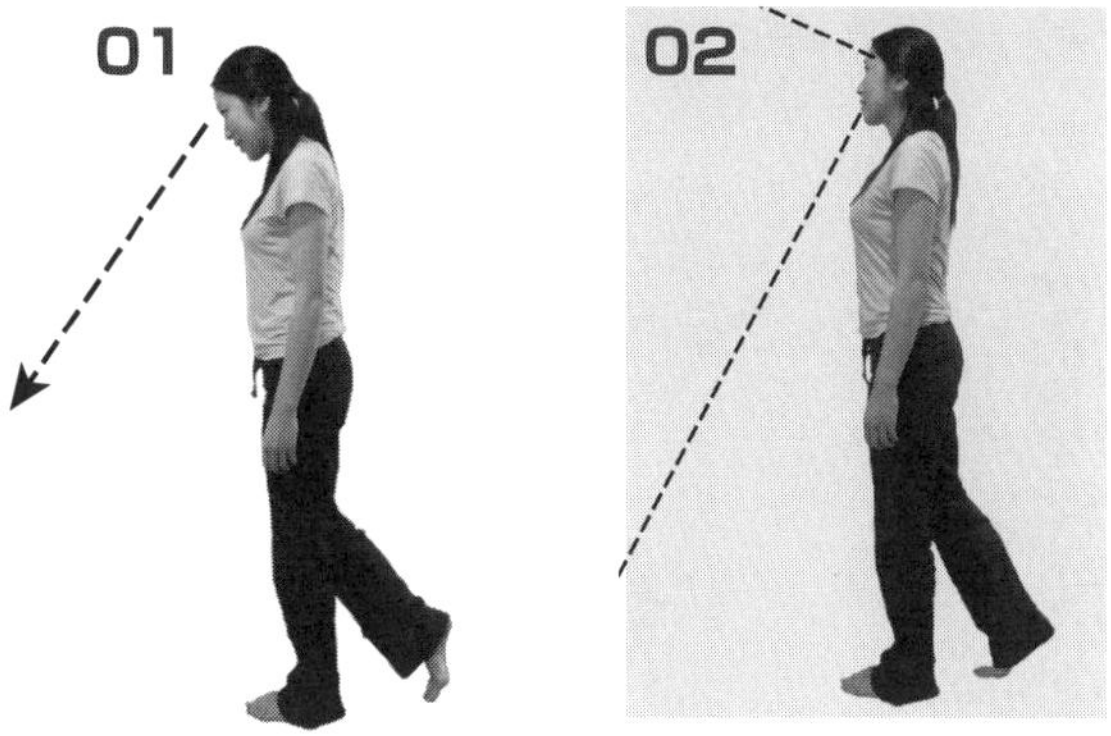

EX

まず正面にある1点を決めてそれを見て下さい。そして左右どちらかの手の人差し指を立ててその先端をこの点に合わせて下さい。次に腕を伸ばしたままこの指をゆっくり自分の身体の真横にくるまで水平移動させます。この時、視線は正面の一点を見続けたまま、人差し指の動きを目で見て下さい。真横にくるとほとんど見えなくなるはずです。ぎりぎり見える場所が確認できたら、その手を残したまま、今度は反対側の手で同じことを行います。

STEP2 まず自分の視野を知ろう！

01 正面の一点を見つめて、そこに重なるように指先を置き、視線はそのままの状態で指先を外側へ移動。02 目は動かさずに指先を追い、見えなくなったところでストップ、03 指先はそのままにして反対側の手で行う。

01

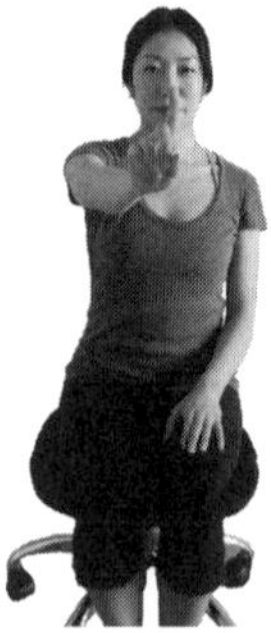

02

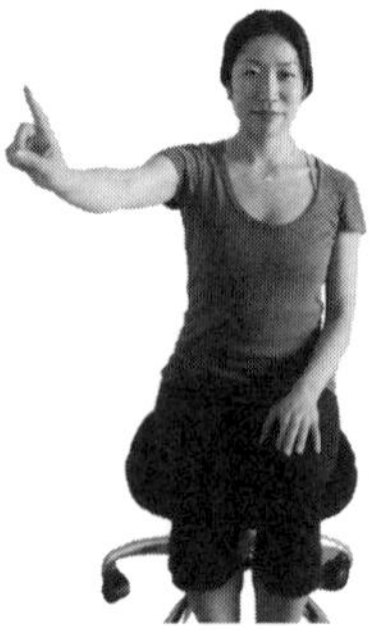

03

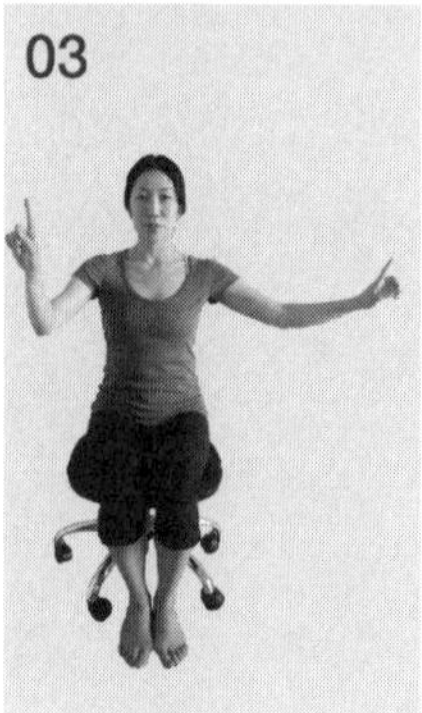

これで腕がより大きく開いた側に、より視野の拡がりがあるわけです。左右に意外と差があることに驚いたのではないでしょうか？

では視野の左右差は身体にどのような影響があるのでしょうか？　実はなかなか自分では気が付かないのですが、本人はまっすぐ向いているつもりでも、視野の拡がりのある側へ身体が自然と捻れたりしているのです。またこのバランスがずれたまま、身体だけまっすぐしようとしても、ストレスがかかることになりま

視野の左右差で身体が捻れる

顔が正面を向いているため、一見正対しているように見えるが、身体を見ると視野の広がりのある右方向に捻れているのがわかる。

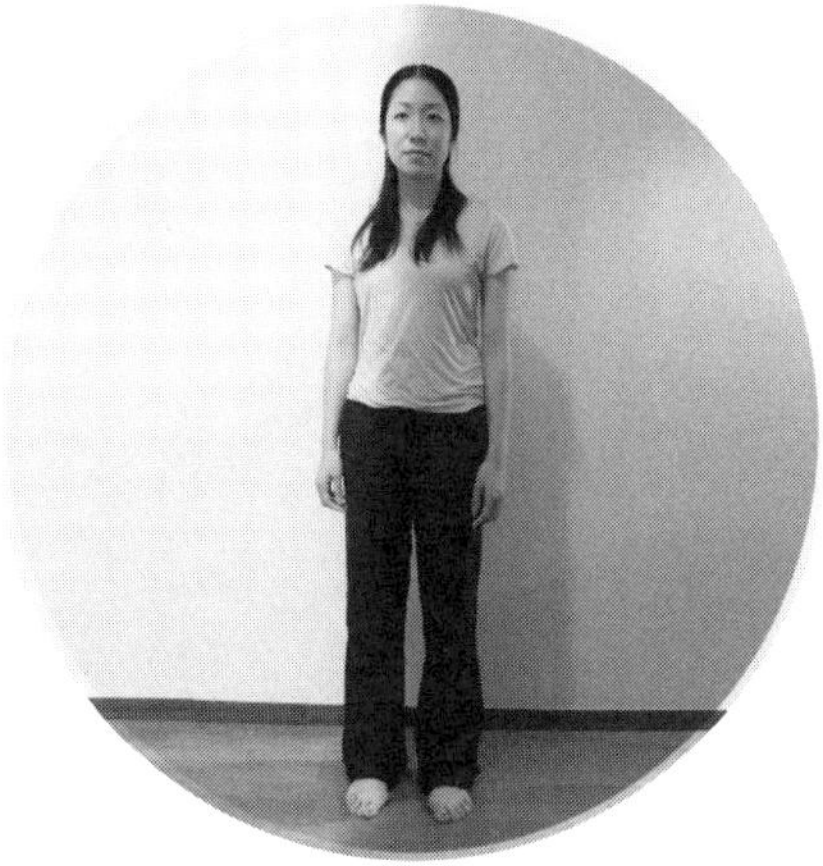

す。身体の捻れを誰かにチェックしてもらう機会はあっても視野の歪みに気づくことはほとんど無いのではないでしょうか。

またこうした視野の歪みは、過去の事故などが関係している可能性があります。例えば交通事故で右側から車にぶつけられた場合、右側空間に対して意識が閉じてしまうことがあります。骨や筋肉の外傷が完治しているのにこうした空間認識のアンバランスが残ると、何十年経っても右側空間で起こったことに対して身体がうまく反応できず、例えば左からのボールは難なく捌けるのに、右から来たボールにうまく対処できないということがあります。もう少し日常レベルで言えば、右に人がくると話しにくいなどということもこれと関係しています。特に球技系のスポーツでは視野のバランスがパフォーマンスに大きく影響するので、視野のアンバランスを修正することは重要です。メンタルなこととも関係している可能性があるので、完全にクリアにするには専門家の手を借りる必要があるかもしれませんが、まず自分でできることとしては視野のバランスに気づくことです。

ここでは、視野のバランスを良くする簡単なエクササイズを紹介しておきましょう。

EX

自分の視野の左右差を認識した上で、狭い方の空間に置かれた視界ぎりぎりにある指から指一本分だけ外側遠くを見るような意識を持ってみて下さい。この時、視野が狭い側にある筋肉のどこかが小さく痙攣するような反応が起こるかもしれません。反応が収まって静かになったら、また少し遠くを見る、というようにに少しずつ視野を拡げる練習をします。

STEP2 視野を拡げるエクササイズ

顔を正面に向けたまま、前に立てた手の指を見て、徐々に腕を横に開いていく。指がぎりぎり見えるところで、一旦止まり視野の限界を確認する。そこから、さらに指一本分、外を見ようとすることで視野が拡がる。

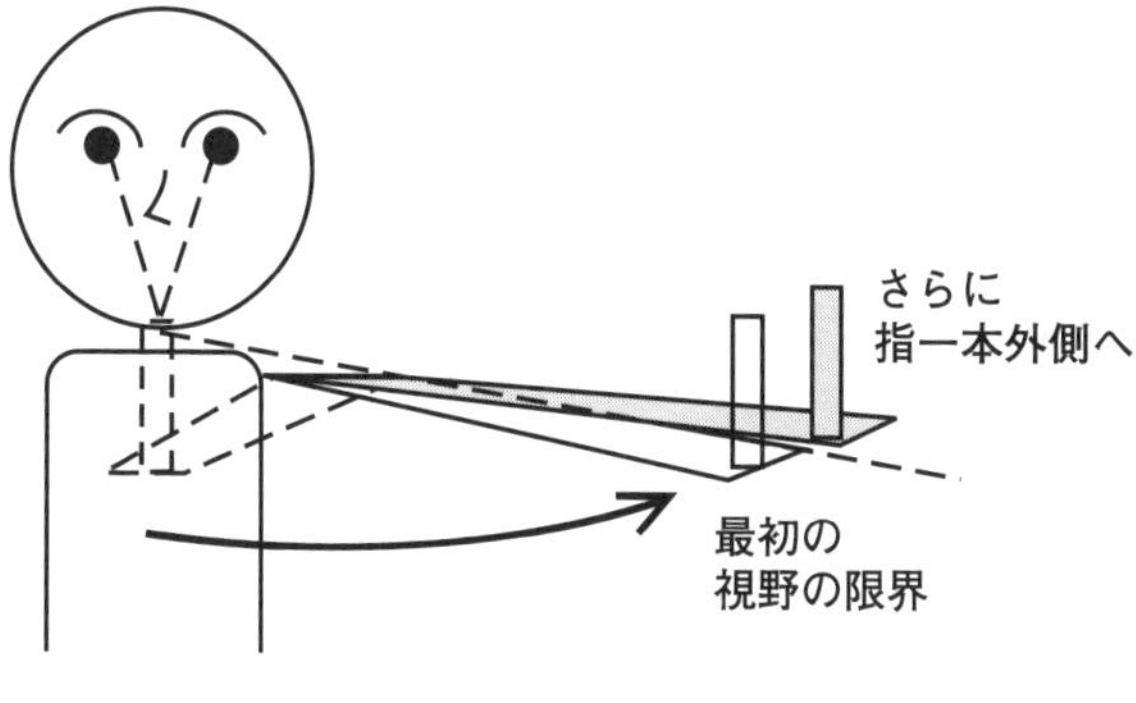

STEP 3 眼球を自由にする

次は感覚器官である目そのものについてのエクササイズです。

「パソコンの画面を見続けて、いつも目が疲れる」そんなあなたにお勧めなのがこのステップ3、目を自由にすることがテーマです。

頭を動かさずに目だけを動かすのは意外と難しいものです。例えば、先にご紹介した指先を目だけで追うというエクササイズも、実際に試してみると、注意しているつもりでも、つい顔も一緒に動い

STEP3 洞窟の中の水風船をイメージする

まず、眼窩内の筋肉や脂肪を、洞窟の中の水とイメージする。さらに、その中に、ゼリーの入った水風船が浮いているイメージをすると、眼球が緩んで自由になる。

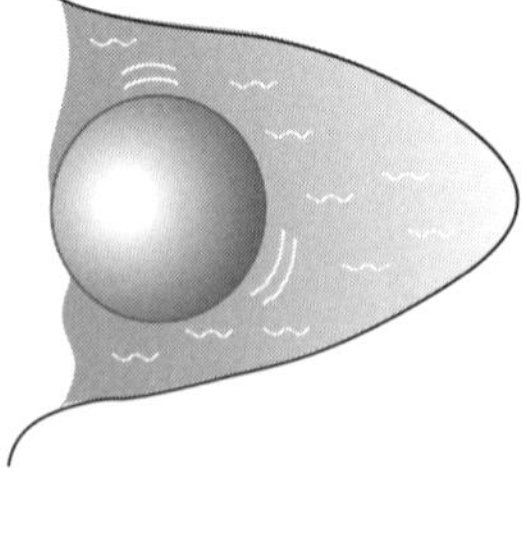

ているのに気づくとおもいます。これは眼窩の中で眼球が固まってしまっていることが原因なのです。そこでまずは、眼球が自由に動けるようになるためのエクササイズをご紹介しましょう。

まず眼窩内の構造を見て下さい。眼球は眼窩の中で、筋肉や脂肪に包まれて浮いています。イメージとしては水のつまった洞窟の中にゼリーの入った水風船（眼球）が浮いている感じです。

水の中で浮いているわけですから、眼球はどちらの方向へもスムースに動けるはずです。これが眼

目の構造

ヒトの目は上下左右合計６つの筋肉によって動かされている。目の感覚を開く為には、まず目の筋肉を弛ませることが大事になる。

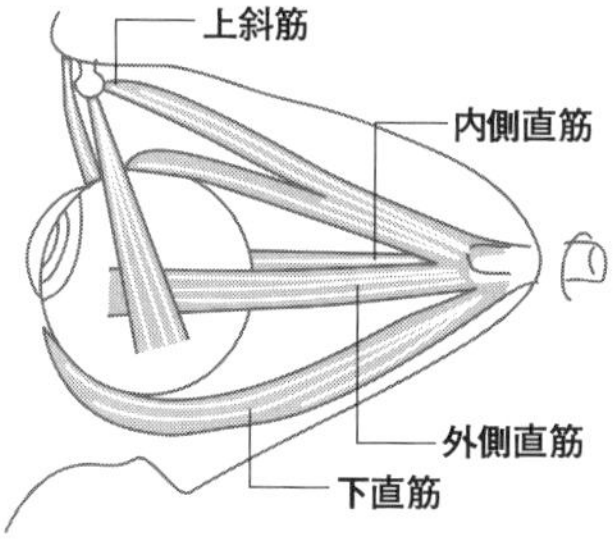

球運動です。ここで眼窩の淵を指でなぞってみて下さい。実際触れてその淵をたどってみると眼窩は思ったより小さいことに気づきませんか？　実はこの眼窩のサイズを実際より大きくイメージしていることが、眼を動かす時に目の周辺の筋肉も一緒に動かしてしまう原因の一つです。眼球を動かそうとして眼窩の周りがピクピクする感じになっていたら、目の周りに余分な緊張があるために眼球自体の運動がスムースに行えていないのです。

そこで有効なのは眼球が水に満たされた洞窟の中に浮かぶ水風船になっているイメージをすることです。

EX

このイメージで、眼球で指の動きを追う運動を行ってみましょう。スムースに動かない方向や場所があればそこはゆっくり丁寧に。もしかしたら、左右の目で水風船のイメージや眼球運動のスムースさに違いがあるかもしれません。エクササイズを繰り返していると段々バランスがとれて両目ともにスムースになってきます。次に動きを行いながら、首の後ろに手を置いてみてください。眼球の動きに連動して首の深いところにある筋肉が動いているの

STEP3 目を上手に使う為のエクササイズ

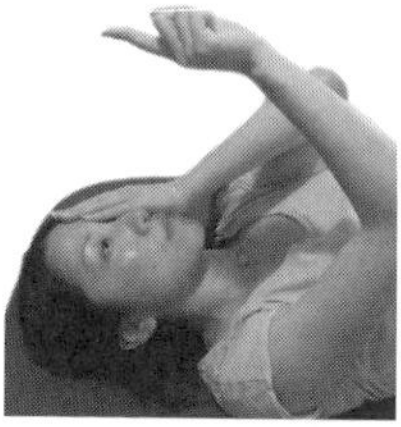

眼球運動のエクササイズは、仰向けに寝て、眼窩の縁を指でなぞり大きさを確認。眼球が眼窩内で浮いている感覚を味わう。この時、本文にも登場する「洞窟の水風船」のイメージで行うと良い。ある程度弛んだ感覚が味わえたら、指を眼の前で上下左右斜めにゆっくり動かし、眼球の追従運動を左右それぞれに行う。

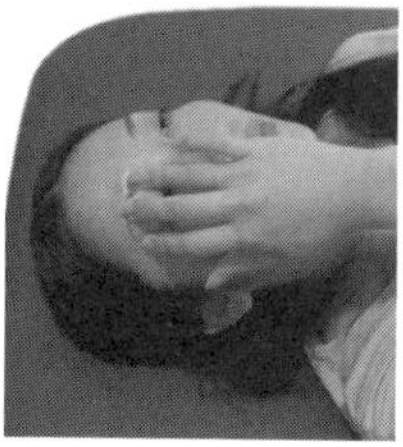

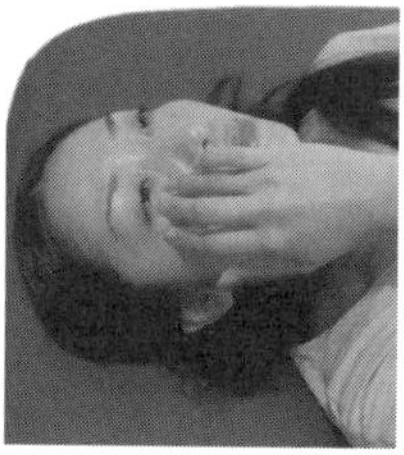

STEP3 目の筋肉が身体のバランスに影響する!?

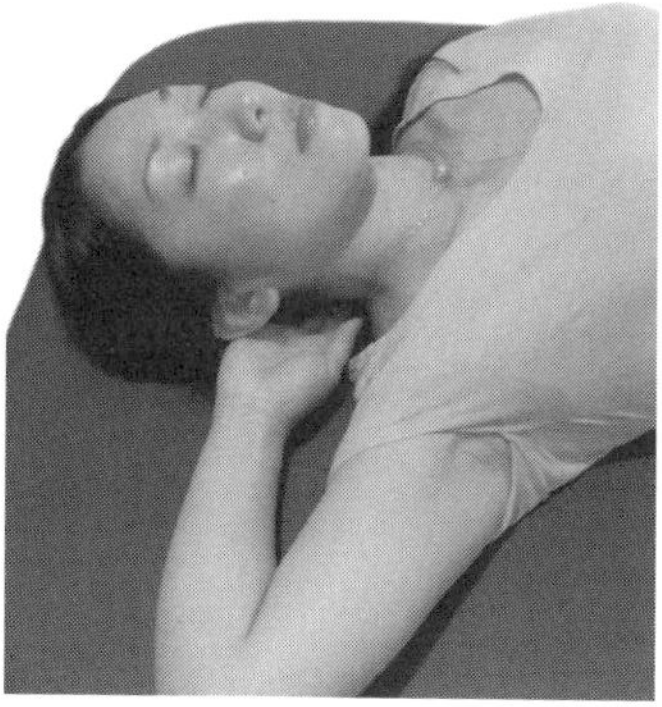

寝た状態で後頭部に軽く手をあて、目を閉じたまま眼球を動かすと、目の筋肉に繋がる首の筋肉が動くことが分かるはずだ。首の深部筋が身体全体のバランスに影響していることを考えると、目を柔らかく使うことは、単に情報の入力器官を休ませるだけではなく、身体を上手に使う為に重要な要素なのだ。

に気づくはずです。外眼筋（眼球を動かす筋肉）と首の深部筋には神経的な繋がりがあります。首の深部筋は身体全体のバランスに大きく影響するので、例えば片目だけエクササイズをして歩いてみると左右のバランスが変化していることに気づくと思います。目の動きが身体全体に大きな影響を与えていることが実感できるはずです。

また、パソコンを始めとする机上の仕事が多い方にとって特に重要なのが、眼球の下方への動きです。

柔らかい目で見下ろすことが安定感を生む

01 パソコンを使っている人によく見られる姿勢。凝視しようとして、自分の内側の感覚を失い、姿勢が崩れている。02 柔らかく見下ろす視線で画面を見ている。下腹に意識が集まり、姿勢も安定する。

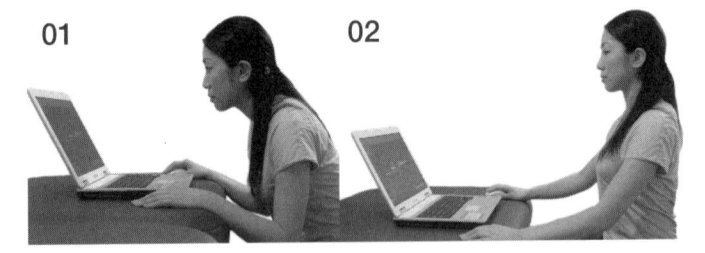

01

02

EX

例えば机上にある画面や書類を見る時に眼球が動かないと顔面を近づけるような見方になって姿勢が崩れます。この時どちらかというと上目遣いで画面を見ていることが多いはずです。一方、眼球の下方への動きがスムースだと姿勢は崩れません。これを利用して、顔を動かさないで画面を見下ろすイメージを持つとどうでしょう？　画面を柔らかく見下ろすように意識すると自然と姿勢が安定します。

ここで実際に見下ろす視線をした時と上目遣いになった時の身体の感覚を比較してみて下さい。見下ろしている時は、自分の存在がしっかりと感じられる一方、上目遣いになると途端に自分が無くなってしまう、下腹の意識が抜けてしまう感じがするとおもいます。この柔らかい目で見下ろすような視線をすることが目のホームポジションに至るための一つの方法になります。日常のいろんなシーンで是非試してみて下さい。

STEP 4　目で見ない、視覚野で見る

これは「2章　耳を緩める」の「聴覚野で聞く」の視覚バージョンです。

　まず視覚野の場所を意識します。手で後頭部に触れて、後ろに出っ張っているところ（後頭隆起）を探してください。この左右周辺に視覚野があります。出っ張りの下側より上側は意識が薄いのが確認できますか？　特に目を使うときは、後頭部すぐ下にある筋肉が眼球運動に連動して動くので（STEP3を参照）、下側には意識がいきやすいのですが、上側はその分意識が

STEP4　視覚野を確認しよう

視覚野は後頭部の出っ張りの左右周辺の奥にある脳の部位。目から入ってきた情報は、この視覚野で処理されモノとして認識される。

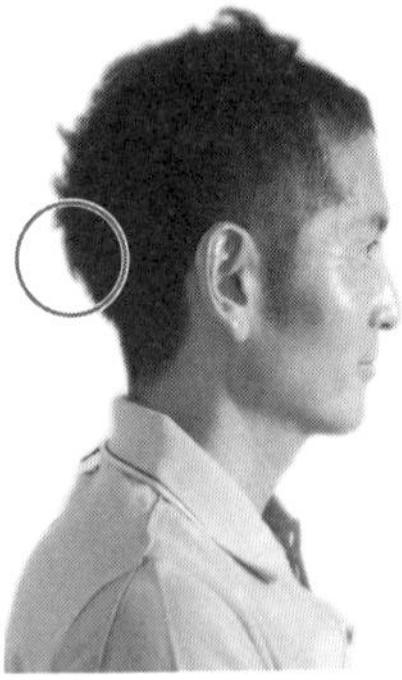

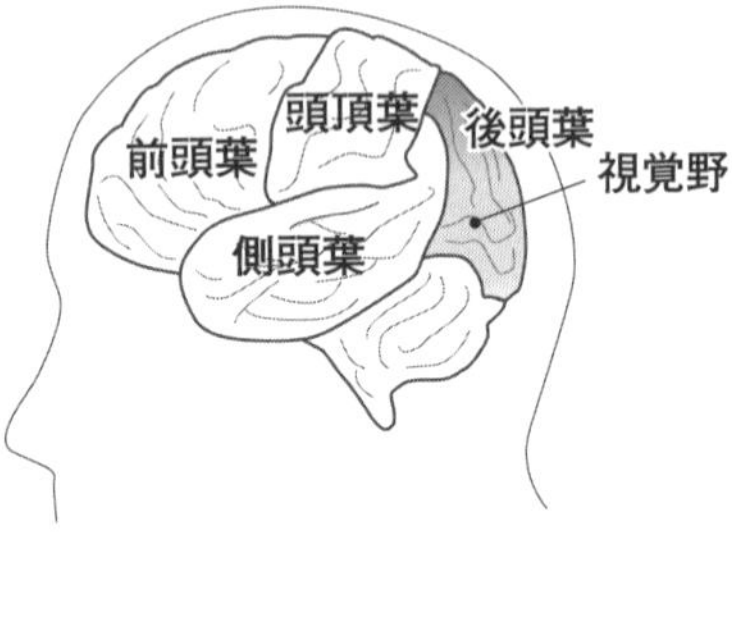

希薄になります。ゆえに出っ張りの真横よりやや上ぐらいに意識を持っておくとちょうどバランスがとれます。

　では今度は、出っ張りの少し斜め上あたりに、左右それぞれトンボのような大きな目があるとイメージして下さい。慣れるまでは時々このあたりを直接手で触れてみても良いでしょう。慣れれば触れなくても意識できるようになります。

　そして実際の眼球ではなくこのトンボの目で外の世界を見るイメージをしてください。どうでしょう？　まず視野が広くなるのがわかるはずです。また、目に映った景色の全体像が把握し

STEP4 トンボの目で見る

実際の眼球では無く、視覚野の辺りに目があることをイメージして、その目を使って見る。視野が拡がり、身体の動きも変わる。

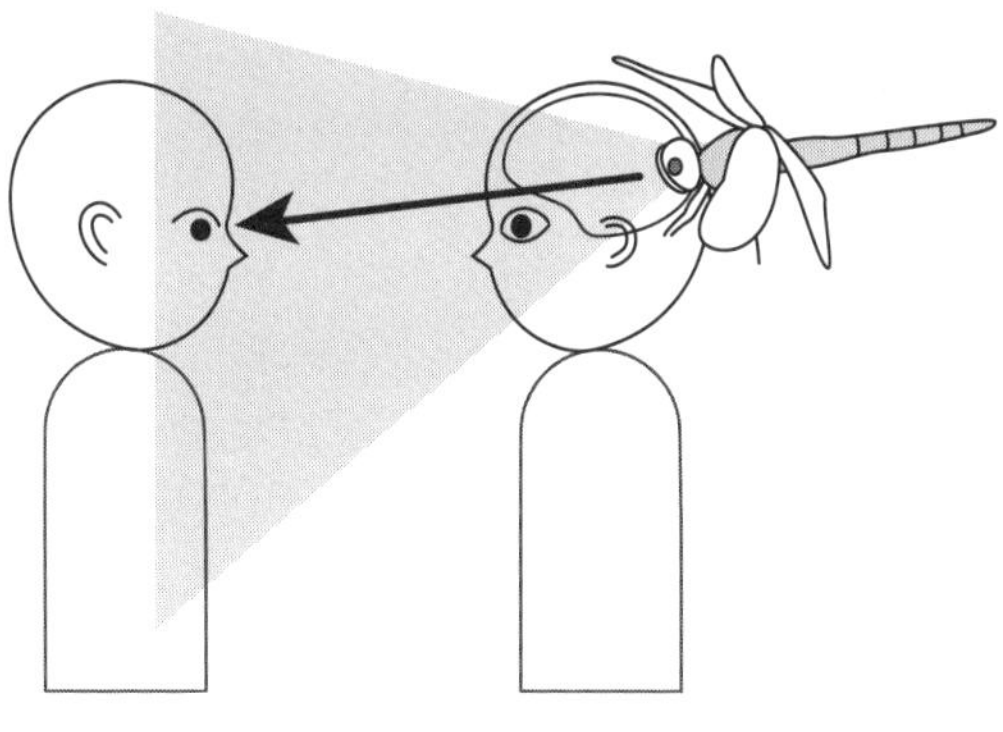

やすくなるのにも気づくでしょう。実際の目から意識が離れることで、眼球を動かす筋肉の緊張が抜け、それに連動して首の緊張が無くなり腕がスムースに動くようになるのです。例えば、トンボの目でパソコンの画面を見るとキーボードを打つ指が軽やかになるのが感じられるはずです。また料理や裁縫など目を使った手先の細かい作業の時に是非トンボの目を使ってみて下さい。私は施術でクライアントさんの身体をみせて頂く時にこのトンボの目をよく使います。全体を同時に把握できるので非常に便利です。慣れたらトンボの目のままで外を歩いてみて下さい。見える世界が変わるのはもちろん、姿勢も歩き方も変わり、今までの自分とは全く違う身体の感覚を味わうことができるでしょう。

STEP 5 視線を定めると身体は安定する！

次は「視線を定める」です。STEP2で折角視野を拡げたのに今度は視線を定めるというのは、少し奇妙に感じるかもしれませんが、本当の意味で視野を拡げるためには視線を定める必要があります。

ただ、「視野を拡げて歩いてみてください」と言うと多くの人が周りを見回しながら歩きます。それはきょろきょろしているだけで、視野自体は全然広くなっておらず、視野が狭いことを、視線を色々な方向へ動かすことで補っているだけです。それでは姿勢も安定せず身体は緊張します。本当に視野が拡がるというのは、武道で言えば相手の目を正面に見据えつつ、周りの空間も同時に見ている感覚です。いわゆる剣術で言う「遠山の目付け」（遠くの山を見るように敵を見る）ですね。

ここでは試しに何か対象物を決めて実際にそれを見て下さい。正面に見据えようとすると無意識に力んで目を緊張させてしまうことに気づくとおもいます。ここがポイントで、ＳＴＥＰ３で行った「緩んだ目の状態」で視線を定めることが大事で、それによって身体の動きも変わってきます。ではこのことを実際に体験してみましょう。

EX

まず壁のどこか1点を決めて緩んだ目で見つめたまま、腿上げ運動をしてみて下さい。次に、視線を定めないで同じ運動を行って下さい。できるだけ

思い切り腿を上げて、全力でその場かけ足をやる感じでやりましょう。どうでしょう? 目が宙を彷徨い、身体がぐらつきませんか? 今度はまた先ほどの1点に視線を戻して同じ事をやってみましょう。目線が定まった状態では思い切りやっても身体がぶれず、感覚が全く違うのでびっくりするのではないでしょうか。

視線を定めたほうが、軸がしっかり定まり身体が軽く動き、断然楽なはずです。

STEP5 視線と身体の関係を確かめるエクササイズ

01 壁から1メートル程度離れた所に立つ。02 まず、視線を定めずその場で全力の駆け足を行う。この時、できるだけ腿を上げて行う。
03 次に、壁の一点に視線を定め同じことを行う。実際に行ってみれば分かるが、視線を定めない時に比べ、定めた場合は姿勢が安定する。大きく身体が動く中で視線を一点に定めることによって、自然に目の反射機能が働き視線が安定し、その結果、動き自体が安定する。

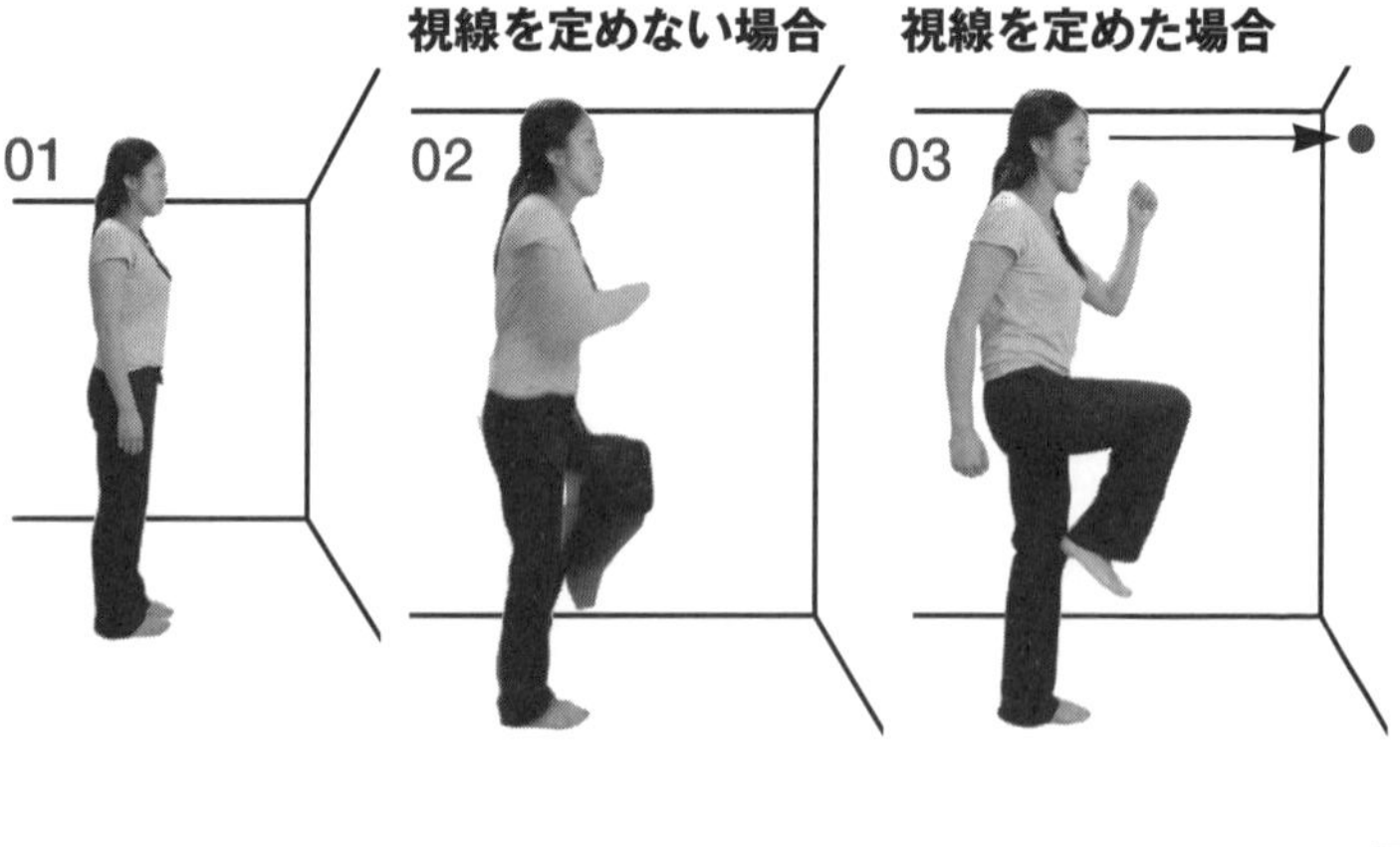

このエクササイズで視線を定める時に目と身体が緊張しないのはなぜでしょうか？　それは姿勢が大きく動く状況で視線を定めるために、目が緩んでいるからなのです。目の周辺の筋肉を緊張させ眼球が眼窩の中で固定されていると、身体の揺れにひきずられて視線もぶれます。ところが眼球が眼窩で浮いている状態で視線を定めると、身体のぶれに対してそれを相殺するように眼球が動きます。ちょうど車のサスペンションが車体の揺れを吸収するような感じになります。これが姿勢制御センサーによる自然な反射です。この反射を利用すれば、じっとした状態で目を緩めることが難しい人でも、

マラソンは先頭よりも二番手が楽？

マラソンで二番手が楽なのは、風圧を避けれるということもあるが、すぐ前に視線を定める対象物があり、身体のブレが少なくなることのメリットが大きい。先頭はすぐ目の前には対象物が無いので、自分で意図的に視線を定める必要がある。

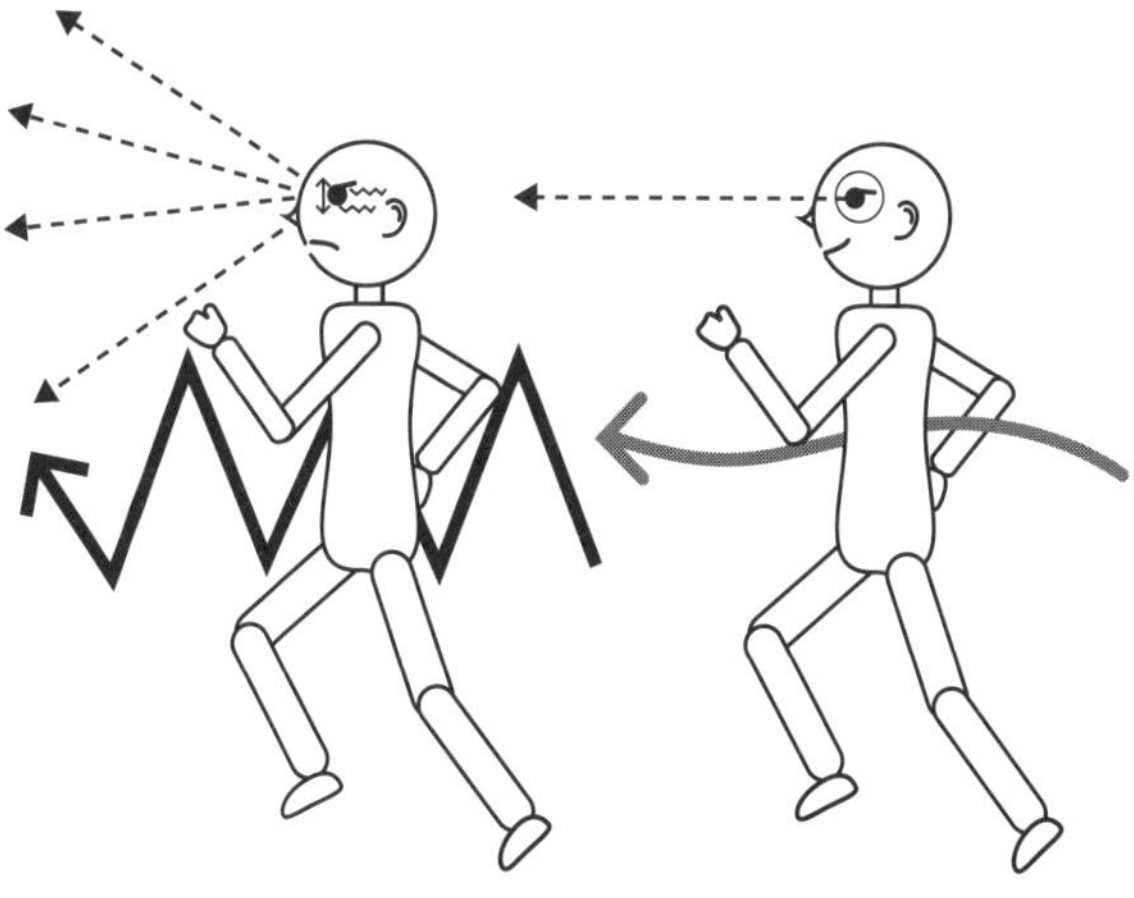

動きの中で視線を定めようとすることで反射がスムースに起こり、自然に目を緩めることができるのです。

この原理はマラソンの中でも生かされていて、先頭を走るより前の人についていくのが楽なのは、風圧を避けるという点もありますが、すぐ目の前に視線を定める対象物があるからなのです。逆に言えば先頭を走るのが得意な選手は、すぐ目の前に対象物が無くても目を緩めて視線を定める能力が高いと推測されます。選手がペースダウンする時は必ず「目が泳ぐ」状態になるので、目の状態に注目してマラソン中継を観察すると興味深いですよ。すこし脱線したので、元に戻ります。

今度は別の実験をしてみましょう。まずは何も考えないで軽く前屈してみて下さい。次に床にものを置いてそれに視線を定めて前屈してみて下さい。ものを置く場所をいろいろ変えて試してみると、視線を定めたほうが身体の緊張が少なくなるのがわかるとおもいます。この理由も視線にあります。前屈というと身体の柔らかさのみが重要というイメージがありますが、屈むことで視界が逆転するために身体が緊張することも屈む深さに影響しています。ですから視線を定めることで視界が安定して緩みやすくなるのです。

STEP5 視線の安定が身体を緩ませる

立位の状態から床に置いたモノを見つつ前屈を行う（01〜02）。最初は無理のない身体の前面に置いて行い、次第に身体の直下、後方と場所を変えて試す（03〜04）。ポイントは凝視して行うのではなく、視線の先を床の上のモノに置くという位の感覚で行うこと。

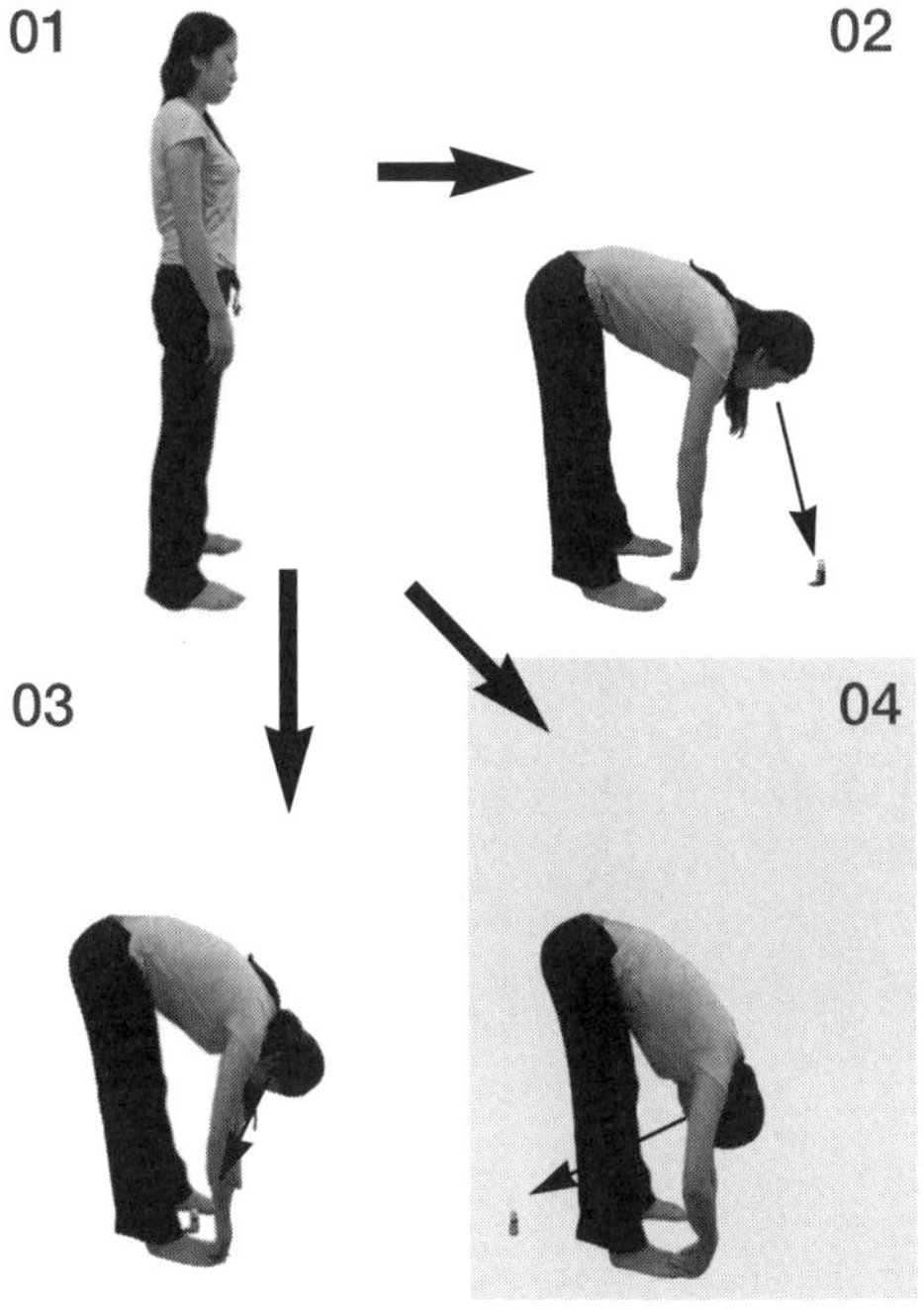

私の場合は両足の1メートルぐらい後方に視線を定めると頚部の深部筋が一番緩んで伸びて前屈しやすくなります。これは個人差があるのでみなさんもいろいろな場所で試してみて下さい。慣れると息をつめて無理に前に屈もうと頑張っていた力が抜けて、視線によって身体が導かれるように前屈できるようになります。

視線を定めることによって視界が安定して身体が緩む、これはホームポジションに至るための視覚のメソッドの一つとして重要です。ここではわかりやすく姿勢を大きく動かす方法を紹介しましたが、もちろん普通に座っている時でも視線を定めることはできます。じっとしていても身体は常に微妙にゆらいでいるため、目を固めると視線も微妙にぶれてしまい、これが余計な緊張を生んでしまうのです。身体のゆらぎを感じつつも意図的に視線を定めようとすることで、身体の揺れを相殺する目を緩める自然な反射機能が働く状態をつくりだすことができるわけです。もちろんＳＴＥＰ３で紹介した「眼球が水の中で浮いている」感覚を合わせて行うことも有効です。エクササイズを行うことで、改めて目の緊張が身体全体に大きな影響を与えていることが実感できたのではないでしょうか。逆にいえば目を緩めてうまく使えば身体全体の動きがかわるわけです。

STEP 6 見る、見られる？ 視線の双方向性

次は自然体を目指すホームポジションにとって重要なテーマ「他人と目を合わせる」ことです。

「日本人は人と目を合わせるのが苦手」と言われていますが、私もすごく苦手でした。相手の目を見つめるのは失礼な感じがして居心地が悪く、特に視線のやり場に困っていました。なぜそうなるかをいろいろ考えていたのですが、単純に言えば、「見るのは慣れているけど、見られるのは慣れてない」ということが原因だと気づきました。

なぜ目を合わせることが苦手なのか？

写真は筆者とモデルの大谷さんが目を合わせているもの。相手を見るのではなく、相手の視線を受け入れる感覚で立っている著者に比べ、“相手を見る”感覚で立っている大谷さんには眉間に力がこもり、首にも緊張が伺える。

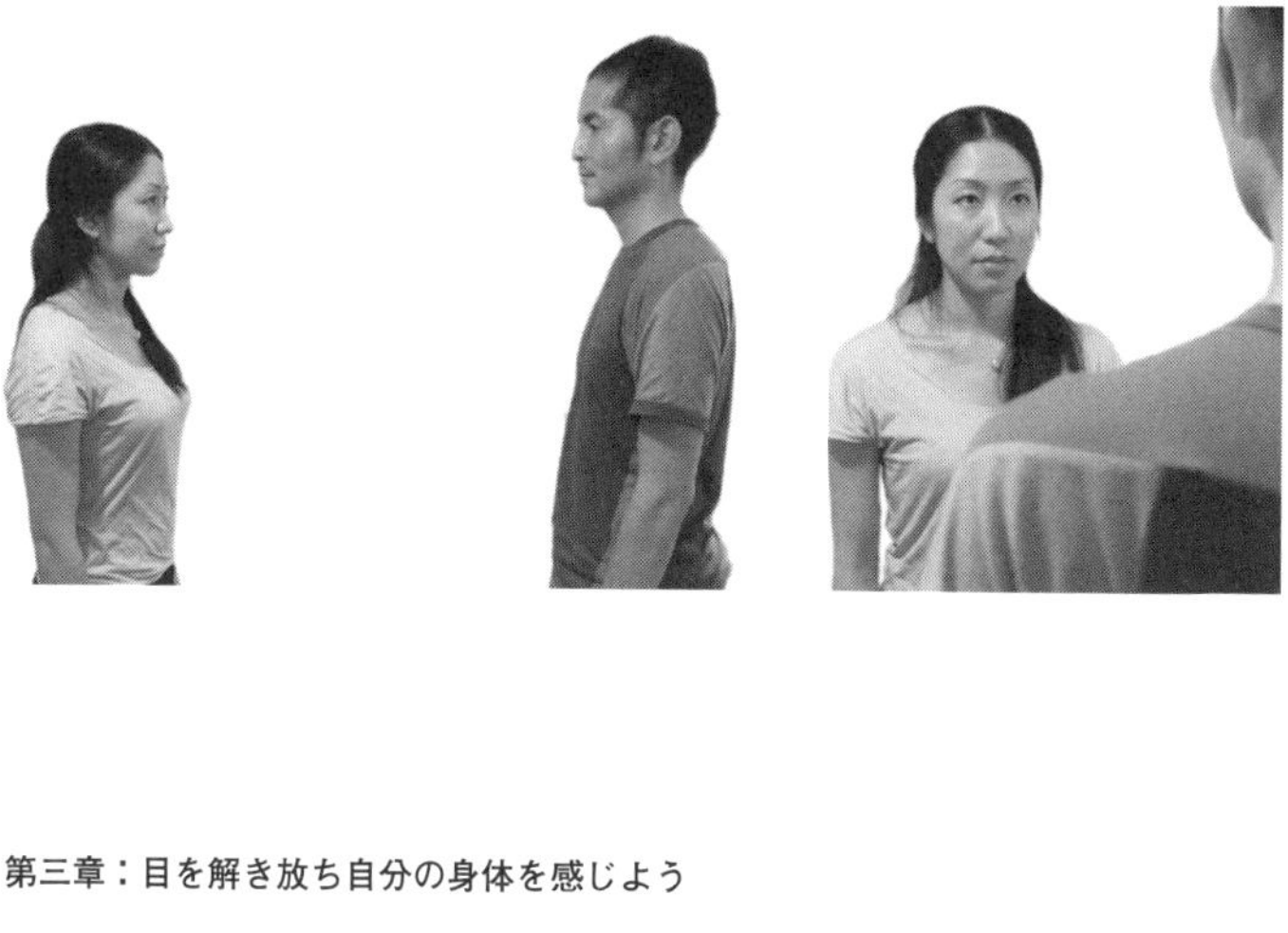

つまり「外の情報を捉えにいく」という視線の方向性、つまり見方には慣れていても、「外の情報を受け取る」見方には馴染んでいないということなのです。

考えてみると私たちは日常的にテレビやパソコン、標識などの情報を捉えるために目を使っており、これが本来自分の中にあるホームポジションが失われがちな要因と言えます。ということは情報を捉えにいくのではなく、情報を「受け取る」目の使い方を練習する必要があるわけです。勘の良い方はピンと来たのではないでしょうか？　そう、これは、第2章の聴覚の話で「音を捉えにいくのではなく、音が耳の中に入ってくるのを感じる」の視覚バージョンです。方法はいろいろでその人に合ったやり方があるのですが、私の場合は眼球の表面に薄い膜がついているイメージをすると、外の情報を内側で受け取ることが意識化されて、視線の入出力がスムースになります。逆にむき出しだと感じると無防備な気がして、無意識に防衛しようと緊張してしまうのだとおもいます。

さらには「捉えにいく」、「受け取る」のバランスがとれると自分の内側と外側の境界が溶ける感じになります。禅の人が「木を見ていて、同時に木に見られている感じがする」と言いますが、ちょうどその感じです。いきなりそんな状態にはいかないでしょうが、自然の中にいる時などは意識しなくても外の世界を受け取るような目の使い方をしているのでそれを思い出しても良いでしょう。喫茶店で相手と向かい合うと目のやり場に困ってしまう人でも、公園だったら大丈夫なはずです。

　自然が無いところで人と目を合わせる時にも、相手の視線を受け取るようなイメージを持てば良いのです。そのとき目が緩んでいれば相手の視線を受け取ることによって自分の内側が緩むことが実感できて、本当にいつまでも見つめ続けていたくなります。おおげさかもしれませんが、目の使い方によ

STEP6 情報を捉えにいく目と受け取る目

普段我々が生活する上で用いているのは上段A図の“情報を捉えに行く”目。この見方ではどうしても目が緊張し、その緊張が体に伝播し不安定になってしまう。Bは“情報を受け取る”イメージで目を使った状態。こうした目の使い方をすることにより常にリラックスして物事に対応できるようになる。

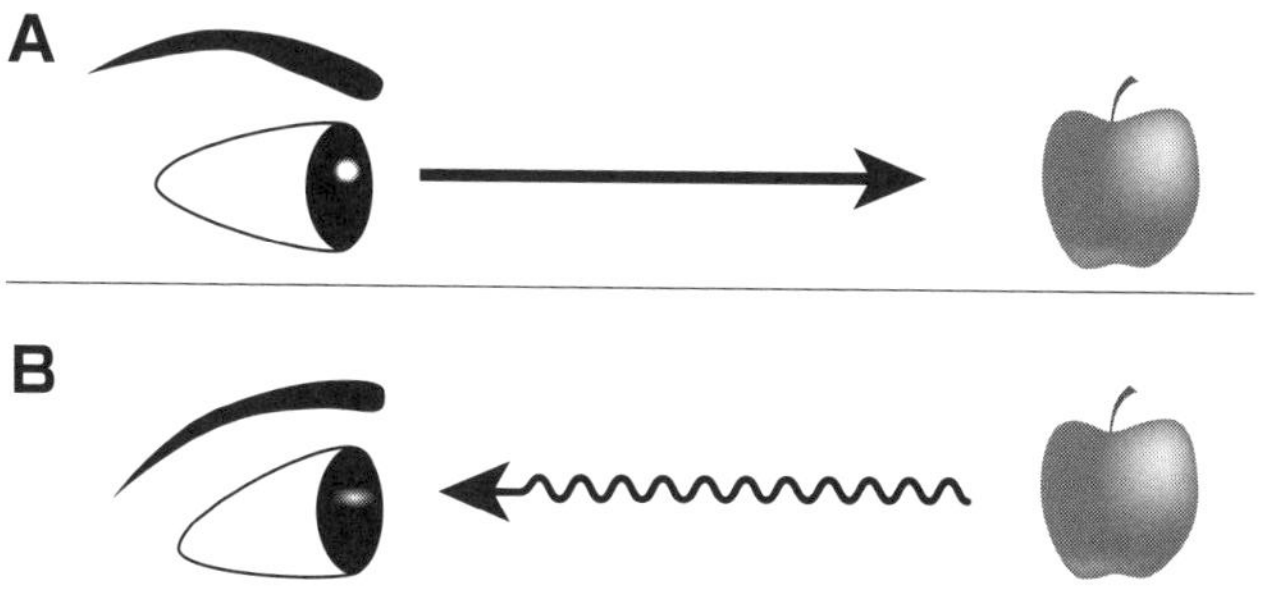

って自分の人間性まで変わる感じがするかもしれません。「目は口ほどにものを言う」という通り、目はコミュニケーションに大きな役割を果たしているわけですから、目の使い方が変わるのは世界とのかかわり方が変わるわけで当然かもしれません。この「受け取る」というものの見方が、次に紹介する「焦点を合わせない（無限焦点）で両目を使う」という今までとは別次元の目の使い方を身につけるための導入にもなっています。

STEP 7 無限焦点で見る

この章の最後は左右の目をどのようなバランスで使うかという話です。ちょっとマニアックになりますが、これをマスターするとすばらしい世界が開けるので是非試してみて下さい。

先のＳＴＥＰ６で「人と目を合わせる」ための方法をご紹介しましたが、いざ相手の目を見ようとした時、どこを見て良いのかわからなくなってしまう感覚はありませんか？　普段人と顔を合わせる時は相手の鼻先やのどのあたりに焦点を合わせて、周辺視で両目をなんとなく見ているはずなのですが、「目を見ろ」と言われると左右の目のどちらに焦点を合わせれば良いかわからず眼を泳がせてしまうか、片側の目に焦点を合わせるかのどちらかになるのが普通です。
目の焦点は1点なので両方の目を同時に見ることはできないはずなのですが、ここでは敢えてそれを行うつもりで目を使う練習をしましょう。

EX

方法は簡単です。自分の右目で相手の左目を見て、自分の左目で相手の右目を見るイメージをするだけです。

STEP7 無限焦点で目を使う

著者の言う無限焦点は、目を一点に定めて使うのではなく、左右の目の視線をそれぞれ別の対象に定めてゆるめておくことで、どの距離においても瞬時に（ほぼ同時に）焦点を合わせられる状態にあること。リラックスし、目をスムースに使うことで視覚の質が転換された使い方と言える。

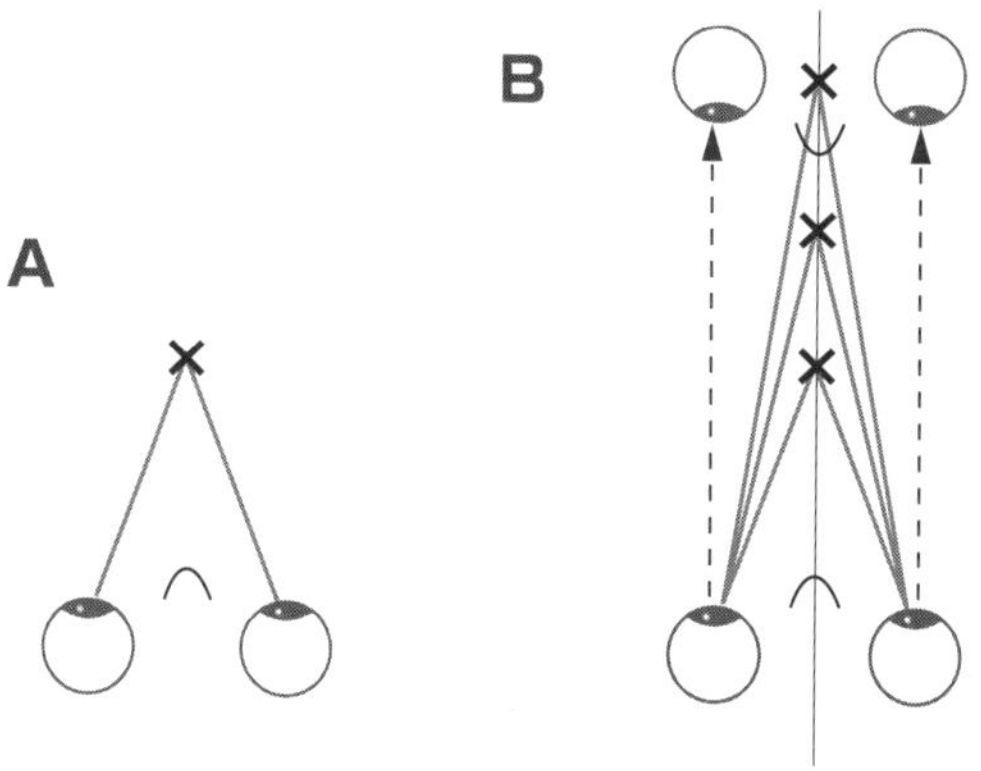

左右の視線の方向が並行になり焦点が合わない状態なので最初はとまどって目に力が入るかもしれません。そこで「見る」と意識するのではなく、自分の両目と相手の両目がそれぞれ糸で繋がっているイメージをするとうまくいきます。

ポイントは「見よう」と焦点を合わせるのではなく、ふっと小鳥が枝にとまるように、視線をそこに置いている感じです。

このときSTEP6の「受け取る」見方の感覚が必要となります。うまくでき

STEP7 緊張せずに人と目を合わせる方法

至近距離で人と目線を合わせるのが難しいのは、相手の左右どちらの目を見れば良いか、迷ってしまうというのがその理由の一つである。右の目で相手の左目を、左の目で相手の右目をそれぞれ見るイメージを持つと目が落ち着く。一生懸命見ようとせずに、それぞれの眼球が糸で結ばれているような感覚を持つとうまくいく。

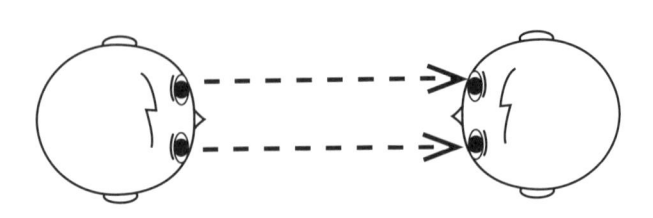

たでしょうか？　「焦点が合わないのであれば、視界がぼやけてしまうのでは？」とおもうかもしれませんが、そんなことはありません。両目それぞれが無限に焦点の合わない視線の基準点を持つことで、遠近どこでも瞬時に、あるいは同時に焦点を合わせることができます。これを私は「無限焦点の状態」と呼んでいます。この状態に入ると、目の前に座っている相手の顔と窓から遠くに見える外の風景を同時に、細密に見ることができます。これはあくまでイメージですが、空気の粒子の流れまでが見えるような感覚で、武術で言えば敵が動く気配が見えるというような感じでしょうか。逆に見られる

STEP7　知覚をアップさせる視線の置き方

写真は著者が施術を行う際の視線の置き方を図示したもの。全体の繋がりを捉えるためには、一点に視線を集中するのではなく、頭と爪先という両端に視線を置き、視覚自体に拡がりを持たせることで、全体の感覚がアップする。

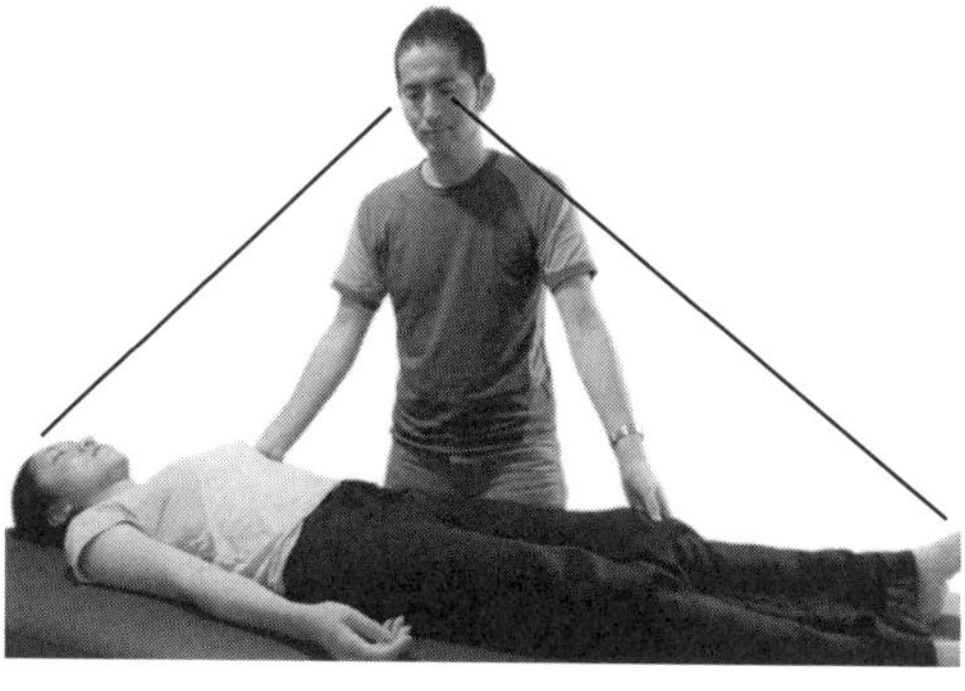

ほうは、自分の奥底まで見られている感じで、見られただけで、「参りました」と言いたくなる感じかもしれません。

もう少し一般的ですぐに使える例をあげましょう。例えばパソコンの画面を見る時に画面の上方の両隅に視線を置き、左右の眼球と画面の両隅を、それぞれ糸で繋がったイメージを持ったまま、画面の文字を追ってみて下さい。最初は両隅を見ようとし過ぎて「文字なんかとても読めない！」と感じるかもしれませんが、糸で軽く繋がっているぐらいの感覚でやるとうまくいきます。

慣れてくると普段パソコンの画面を見ている時と全然違う見方になっているの

STEP7 無限焦点で見るエクササイズ

日常的に無限焦点で見る方法としては、パソコンなどを使う際に、画面の上端左右に常に視線を置きつつ作業すると良い。もちろん画面の文字を読む際には視線は動かしてOK。ただし、視線を動かしても、常に目の中に画面の上端を入れておくことがポイント。こうすることで画面を見つつも同時にパソコンの向こう側の空間も見ている感覚になり、目を疲れさせることなく使うことができるようになる。慣れると速読法などと同じような効果も期待できる。

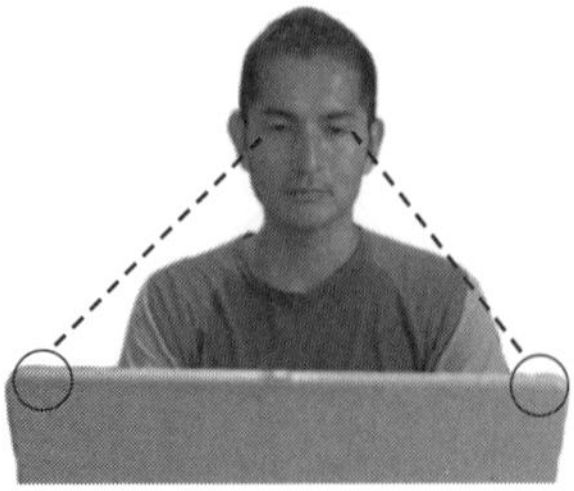

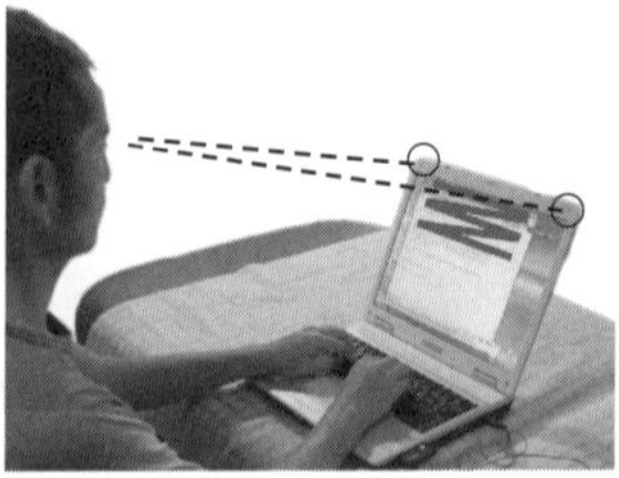

に気づくはずです。目が軽い感じで滑らかに動いて、丹田に意識が集まる感覚があるかもしれません。そして難しいことをやっていても不思議と身体は緩んでいます。

この無限焦点の見方を身につけて知覚が拡がると、自分の内側を観察するセンサーの感度も同時に高まり、それによって自分自身を緩めることができます。これはまさにホームポジションに至るための視覚のメソッドの究極の一つと言えるかもしれません。是非試してみて下さい。

この章のポイント

- 意図的に使うことで、目を緩める
- 目を緩めるためのポイント

①目を休める
②視野を広く
③眼球を自由にする
④視覚野で見る
⑤視線を定める
⑥視線の双方向性を意識する
⑦ 無限焦点で見る

第四章

口を緩めて内臓空間を開く！

◎下あごを緩めて身体を緩める

この章では「口」を緩める方法を紹介します。まずは下あごからいきましょう。

スポーツの世界ではあごに力が入っていると身体全体も緊張してスムースな動きができなくなるということが知られています。短距離走のトップアスリートのスローモーション映像を見ると、あごが緩んで揺れているのがよくわかります。もう少し一般的なことでは、あごに緊張があると顎関節を痛めたり、睡眠時に歯ぎしりを起こしたりするのはみなさんもご存知の通りです。しかし、いざ「あごの力を抜いて」と言われても、簡単にはいきません。なぜでしょう？　実はあごを閉じる筋肉は緊張状態が続くと、緩んで伸びることを忘れてしまうのです。つまり「伸びる感覚」を思い出すことが大事なわけです。ここでは簡単にその感覚を体験する方法として割り箸を使ったエクササイズを紹介します。

EX

まず立った状態から前屈してみて下さい。どのぐらい前に届むことができるか、身体の柔軟性はどうかなどいまの感じを覚えておいて下さい。今度は

あごが緩むことで、身体が柔らかくなる

最初に、普通に前屈して、どのあたりまで楽に屈むことができるかを確認する。次に、片側の奥歯に割り箸を挟んだ状態で、前屈する。今度は楽に屈めるのがわかるはずだ。

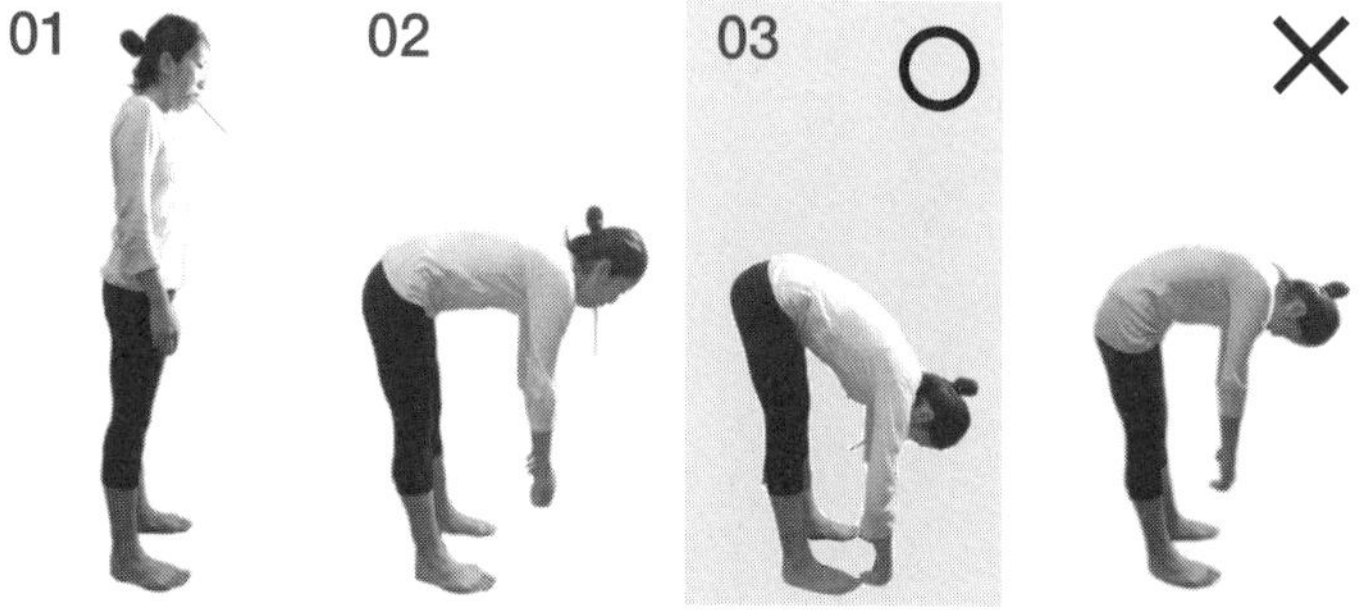

あごを緩ませるエクササイズ

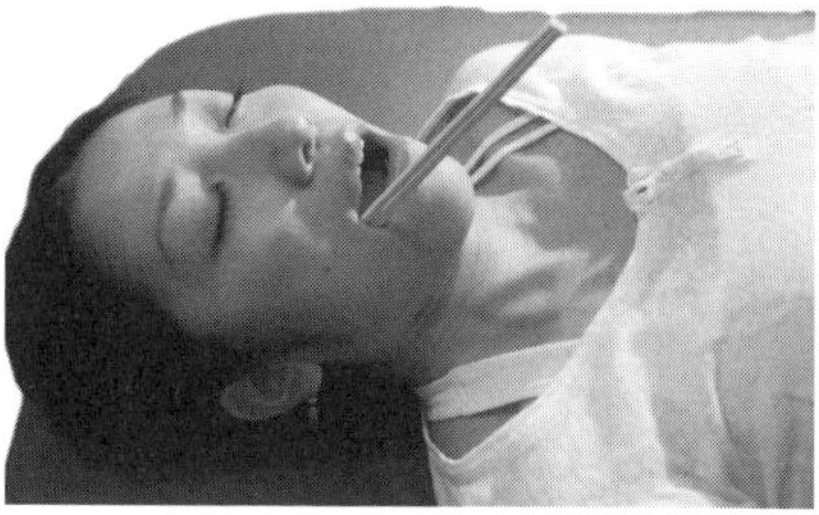

左右片側どちらかの奥歯の間に割り箸を縦に挟む。あごの奥が開いて、あごを閉める筋肉が緩んでくるのを感じる。しばらくリラックスしていると、あごが緩んだ感覚が、首筋から肩を通して身体全体に拡がってくる。

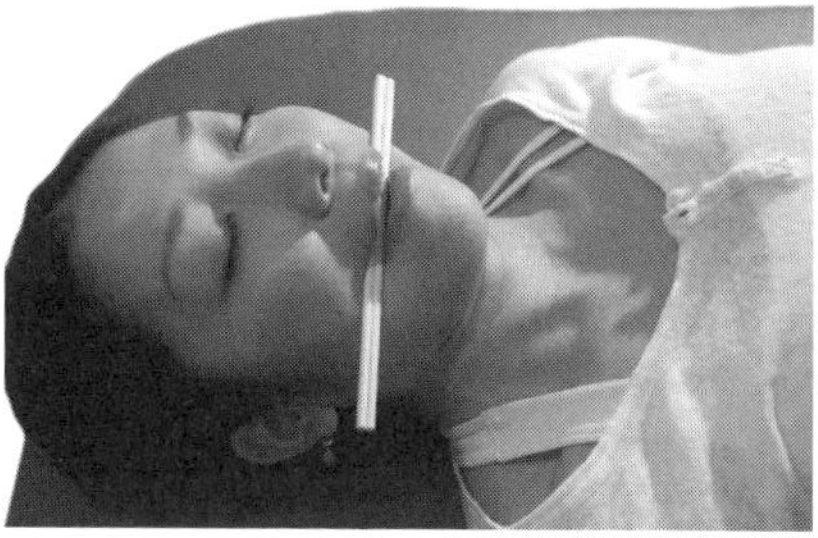

次に、左右の奥歯両方同時に割り箸を挟む。リラックスして、あごが開く感覚をよく味わう。

左右どちらかのあごの奥に割り箸をくわえて前屈してみて下さい。身体が柔軟になって屈みやすくなったことに驚いたのではないでしょうか？

これであごが開いて緩むと、身体も緩むことが実感できたはずです。

EX

今度は横になった状態で割り箸を奥歯に挟んで下さい。しっかりアゴを開きたいので縦方向に挟みます。挟んだらしばらくリラックスして身体の変化を観察して下さい。どんな感じがしますか？　あごの奥がぐわっと開いて、咥えた側のこめかみ周辺の筋肉が引き伸ばされている感覚があるはずです。その感覚を味わっているうちに、次第に首筋や肩、股関節あたりまで緩む感じが拡がってくるでしょう。

ここで大事なのは、割り箸を挟んであごの奥が開かれたことで、短く固まっていたあごを閉じる筋肉が伸びて緩んだ感覚をよく覚えておくことです。なぜなら、いつも割り箸を口に挟んで外を歩くわけにいかないですよね？　もしよくわからなくなったら舌を口から前に大きく突き出したり引っ込めたりしてみて下さい。突き出した時に下顎が開くのがわかります。重要なことは、あごが開く感覚をよく覚えておいてそのイメージを日常の中で再現できることです。

例えば、話す時にこの感覚を思い出してみて下さい。下あごが自由になるとその上に乗っている舌も同時に自由になり活舌が良くなります。また、話せば話すほどあごを中心に首筋や肩が緩んで、身体全体がマッサージされているような状態になります。だからおしゃべりすると気持ち良いのです。精神的な意味でのス

舌を動かして、あごが開くのを確認する

あごが開く感覚を思い出すのに、いつも割り箸を挟む必要はない。舌を口から前に大きく突き出したり、引っ込めたりすると、突き出した時に下あごが開くのがわかるはずだ。この感覚を普段からイメージできるようにする。

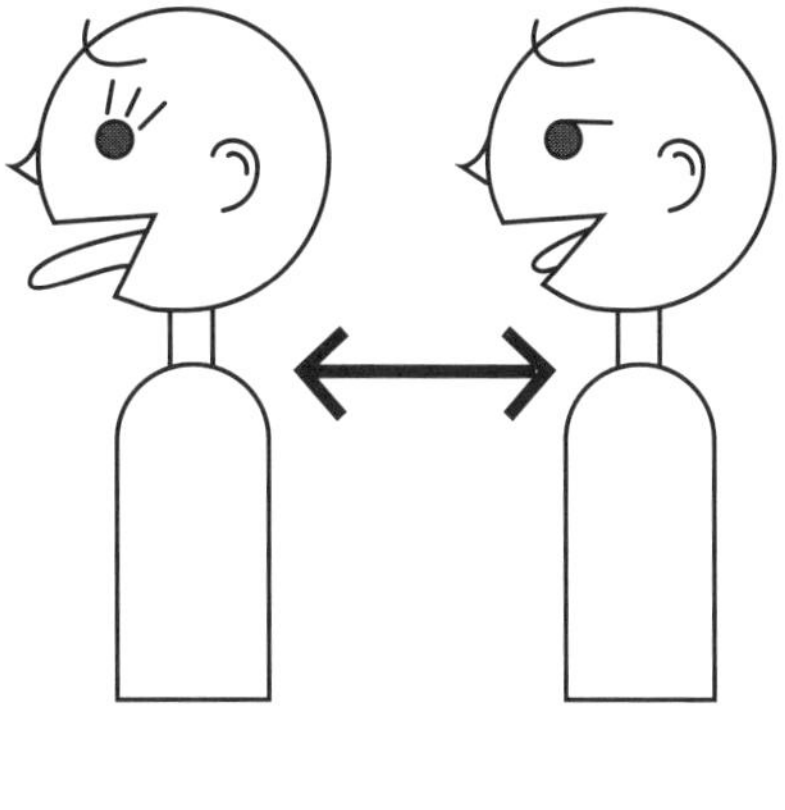

トレスだけでなく、身体のストレスの解放にもなっているのです。あごを開いておしゃべりすれば1分もあれば十分なのです。いくら話しても話したりないと感じている方は是非試してみて下さい。

◎舌を繊細に使って緩ませる

舌を緩めるというのはあまりイメージが湧かないかもしれないですね。そもそも舌って何でできているかご存知ですか？　舌は細かい線維が寄り集まってできた筋肉なのです。舌が細かい筋肉の集まりだなんて考え

舌は筋肉でできている？

普段気にすることもない舌は筋肉の固まりで、内臓にも直結している。言い換えれば舌をリリースすることで内臓を緩ませることができるのだ。

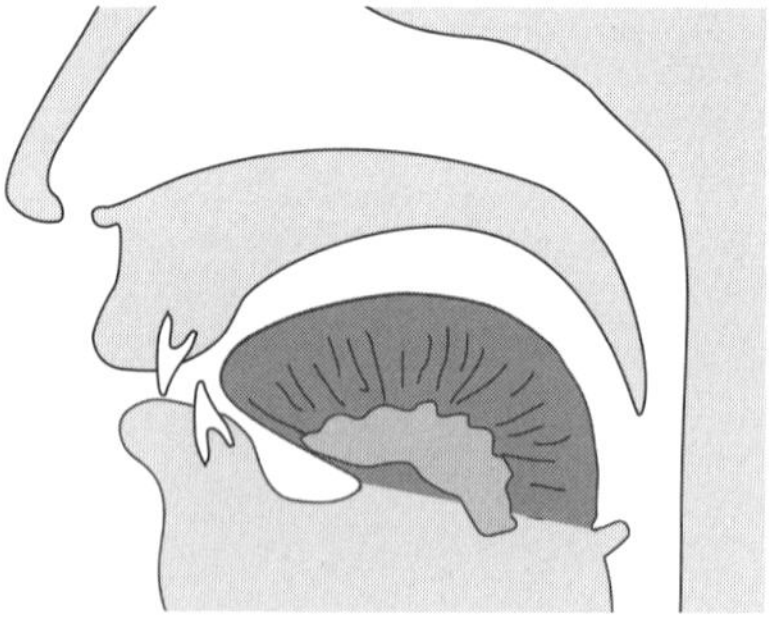

たことないですよね？　そのため普段の生活で自覚的に動かすことがなく舌は固まってしまっています。
そこでまず舌が緩む感覚を体験するために、舌の細かい筋肉を動かすエクササイズを紹介します。

EX

舌の真ん中あたりに小さなグミかレーズンのようなものを乗せてください。食べられるものであれば何でも良いですが口の中に入れて抵抗がなく、万一飲み込んでしまっても問題が無いものにして下さい。このグミを舌の中央から

グミを転がして、舌を柔らかく繊細にする

「動かそう！」と意識しすぎないこと。舌の上にあるグミが動いていくイメージをするだけで、自然に動くことに驚くはずだ。舌は自分が想像しているより、はるかに複雑で繊細に動くことができるのだ。

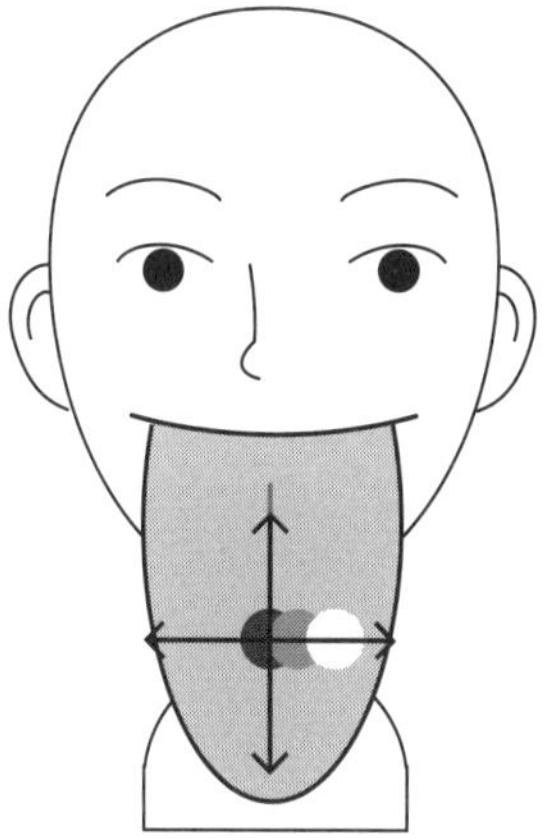

先端、奥、左右とそれぞれの方向に少しずつ移動させて下さい。無理に動かそうとせずに1秒間に1ミリずつ動くようなイメージをしているぐらいの感覚で行うのがポイントです。イメージしているだけで自由に動かせることに驚くでしょう。

慣れてきたら、時計周り、半時計周りもやってみます。12時、1時、2時……と文字盤一つ一つをたどるように丁寧、かつできるだけ力を抜いて行って下さい。しばらく行ったら動きをやめて、舌に意識を向けて観察しましょう。舌全体がいつもより柔らかくなって下あご側に沈む、あるいは収まった感じがするはずです。さらには普段はまん中から先端にかけてにしか意識がない舌に奥行きが感じられて、改めて舌がのどに近いところから出ているということが実感できるはずです。先ほどの下あごと同様に、奥から緩んだ感覚をよく覚えておいて普段の生活で再現できるようにして下さい。舌が緩んで繊細になると、さきほどのあごと同様に活舌が良くなります。また味覚にも敏感になり食べものがおいしく感じられ、満足感が得られやすくなるので、ストレスからくる不必要な過食などが抑えられるのです。舌を緩めるという感覚がわかると、食べるという行為がとても豊かで楽しいものとなり人生に彩りが増します。これまで苦手だったものがおいしく食べられるようになることもあるので、是非試してみて下さい。

◎口と内臓空間の繋がり

では今度は舌がのどの辺りから出ていることをイメージして、「ハァー」と息を吐きながら舌を口から出して前に突き出して下さい。みぞおちのあたりが引っ張られて反応していることがわかりますか？　もっと激し

舌から内臓への繋がりを確認する

舌は内臓全体の入り口。息を吐きながら、大きく前に舌を突き出すと、みぞおちや下腹部が引っ張られて反応し、内臓全体の繋がりが確認できる。

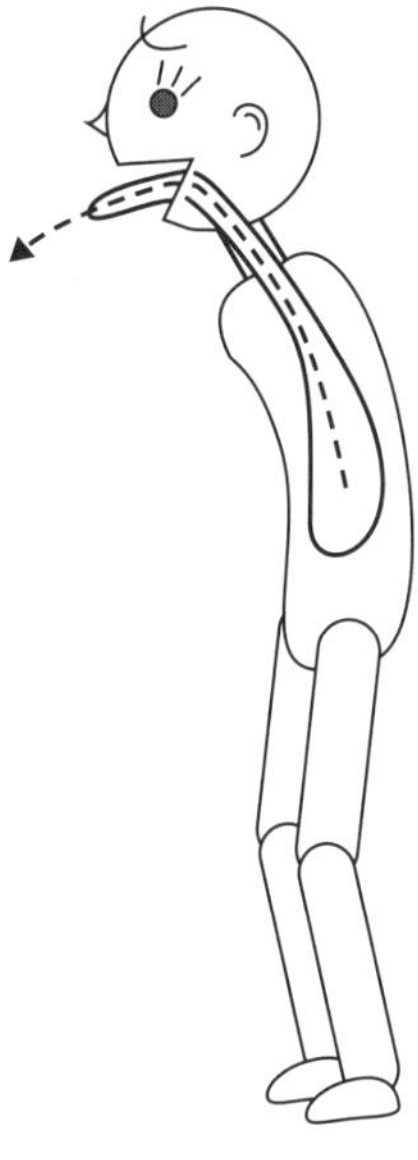

く突き出すと下っ腹あたりまで繋がって反応するのが感じられます。

舌を動かしているのにお腹全体が動いている、これってどういうことだとおもいますか？　胃腸の調子が悪いと口が荒れたりしますよね？　実は舌を含む口は「～食道～胃～十二指腸～小腸～大腸～肛門」と繋がる消化器の管の入り口になっているので、口の緊張は内臓全体の緊張に繋がるのです。

ところが多くの現代人は、この口を緊張させ内臓から切り離して使っています。それが過食や過度なあごの緊張などに表れていると考えられます。例えば食べることです。本来は「何をどのタイミングでどのぐらい食べれば良いか？」は内臓空間全体が判断します。ですから腐ったモノや毒を誤って食べると内臓が反応して無意識に吐き出すのです。ところが、現代人はお腹がすいていないのに「見た目がおいしそうだから」という理由で食べたり、ストレスを解消するために甘いものを食べたりと、頭で判断することが多くお腹に聞くことが減ってきています。また、胸やお腹で感じていることをそのまま言葉で表現できないことがありませんか？　ぐっとがまんしたり、おもってもいないことを言葉で取り繕ったり。その度にあごや舌、喉などを緊張させています。このように、頭で考えて口をコントロールすることが強くなりすぎた結果、より本能的で自然な反応のベースとなる内臓空間から口は切り離されて緊張しているのです。皆さんにも思い当たるところはありませんか？そこでここでは内臓との繋がりを取り戻すことで口の緊張を緩めるエクササイズをご紹介しましょう。

EX

四つんばいになった状態で「ハァー」と息を吐きながら舌を口から前に突き出して下さい。その時内臓空間全体の繋がりを感じながら舌を出すようにします。お腹から舌が出ているイメージでやるとみ

舌から身体を緩ませる

喘ぐように息をしながら舌を突き出すエクササイズ。舌を突き出す動きに連動して、下写真のように背骨が自然に動き出すのが理想。実際に行うと頭と身体が非常にスッキリするはずだ。

01

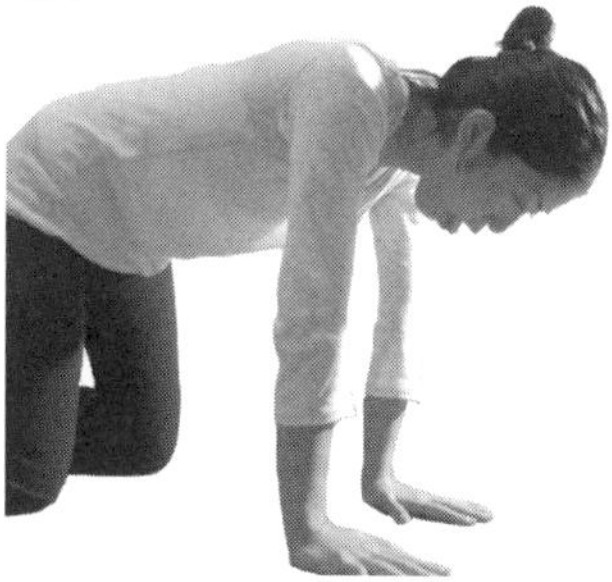

02

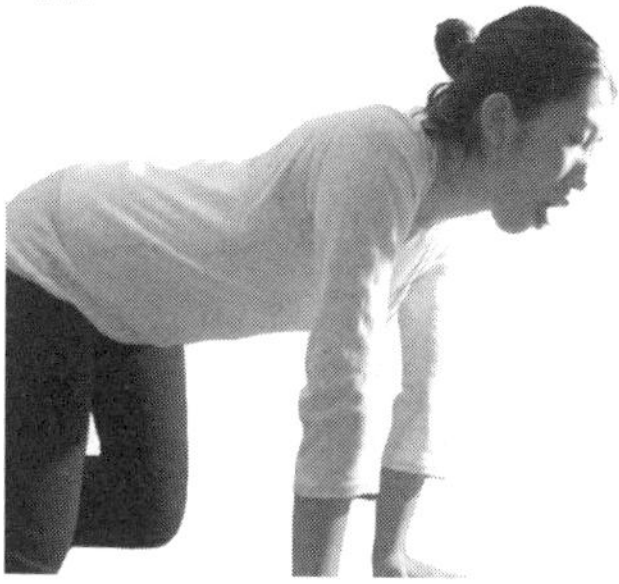

ぞおちを中心にお腹が大きく動くのが感じられます。吸気のときはリラックスすると自然に舌が引っ込みます。ちょうど犬が舌を出して「ハァハァ」喘いでいるような感じです。

ネコのポーズで背骨をほぐすように動かすというエクササイズがありますが、あれとは感覚が違うのがわかるでしょうか？　背骨を動かしているというより内臓が動くから背骨も動くという感じで、意識して動かそうとしても絶対できなかった背骨のしなやかな動きが起こっているのが感じられるはずです。この時には思考が消えて、より本能的で自然な心と身体の状態になっているでしょう。

この動きは、口と内臓空間の繋がりの感覚を取り戻すのに有効なエクササイズなので、是非みなさんやってみて下さい。雑念や心配ごとでもやもやしている時には効果てきめんです。スポーツのウォーミングアップとしても使えるし、夜いろんなことが頭に思い浮かんで眠れない時などにも効果があります。

Colunm《コラム》

＊「あごを開いてフェイスリフト」＊

顎関節の深いところを意識してあごをしっかり開けると、頬骨が持ち上がって目元がぱっちりした感じになります。

これはあごを動かすことで表情筋全体の自然なエクササイズになりフェイスリフトの効果があるからです。その理由はあごと顔全体の筋肉、筋膜の構造的な繋がりによるものと考えられますが、あごの奥にある（表情筋を支配している）顔面神経の経路を刺激していることも関係があるかもしれません。また喉の奥にある筋肉を動かすことにもなるので首筋をすっきりさせる効果もあります。

特別なエクササイズとして行わなくても、人と話すときにあごを開くことを心がければ、表情がいきいきして表現力が増すという相乗効果もあります。「あごをしっかり開いて話す」。是非日常生活の中で試してみて下さい。

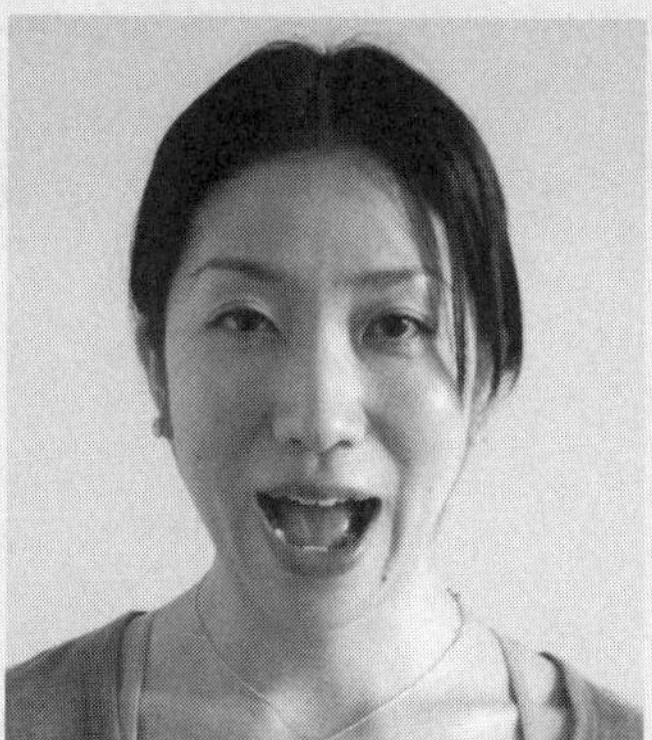

◎上あごのドームを拡げる

先ほどは下あごを緩めるためにあごの筋肉を緩める方法を紹介しました。しかし本当は、あごを緩めるのに下あごのことだけをやっていても十分には緩みません。下あごは「ぶら下がる」という身体の中でも特別な構造をしていますが、ぶら下がるためには、支える構造が必要です。それが上あごなのです。口という空間の下側にある下あごがぶら下がるには、上側の上あごが拡がってリフトしている必要があります。

上あごの場所を確認してみましょ

上あごのドームを拡げる

舌で軟口蓋に触れてその場所を確認する。ドームのような形をしたその場所に空気が入って拡がるようなイメージをすることで、喉の奥が拡がるのがわかる。

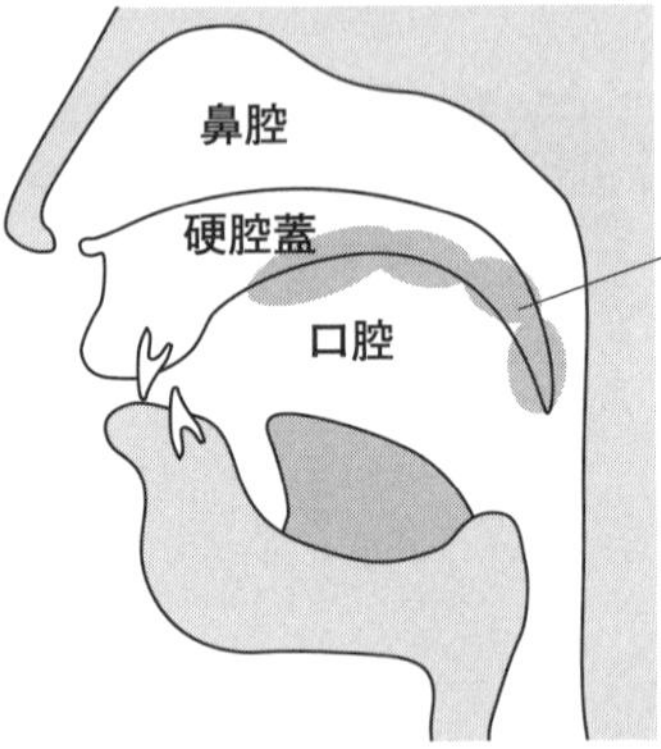

う。上の前歯の裏からなぞるようにして舌で上あごに触れてみて下さい。歯茎のすぐ奥に硬い部分があり、さらに舌を喉の奥側にずらして柔らかくなる部分が「軟口蓋」です。

この部分を緩めるのに有効なのが上あごの「ドームを拡げる」意識です。ちょっと試してみて下さい。自然と喉の奥が高く拡がるのがわかるはずです。そしてドームの拡がりを感じつつ、下あごがぶら下がるのをイメージしてください。下あごだけを意識して緩めようとしていた時より、ずっとやりやすくなったのではないでしょうか？　またぶら下がる

上あごのドームから下あごがぶら下がる

下あごを緩めるためには、上あごのドームから下あごがぶら下がるイメージが有効。緩んでぶら下がるためには、それを上で支える感覚も必要なのだ。

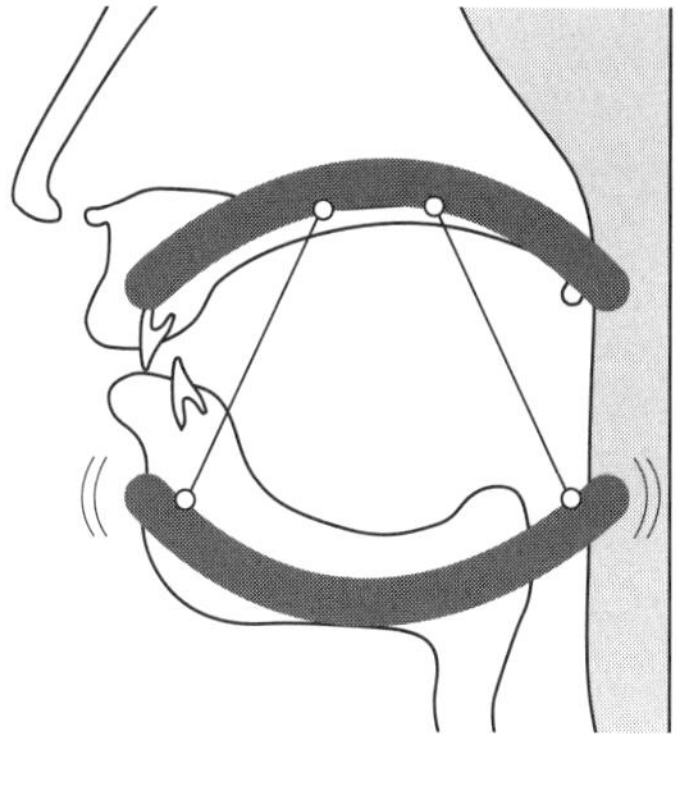

のは下あごだけではありません。舌も含めた内臓全体が上あごのドームからぶら下がっているのです。

ここでこの感覚を体験してみましょう。上あごのドームが拡がって、そこから肛門までソーセージがぶら下がっているイメージをしてみましょう。糸で繋がったソーセージが小さく揺らいでいるイメージをするとよりわかりやすいかもしれません。

普段の生活のなかで、食べるときや話すとき、是非このソーセージのぶら下がっている感じを意識してみて下さい。内臓の一部として機能することにより、口が緩み、またそのこ

上あごから骨盤底まで、ソーセージがぶら下がる

人間の消化器は、口から肛門まで一本の管で繋がっている。胃や腸などの各臓器の緊張は、管全体の繋がりを取り戻すことで解放される。これに有効なのが、上あごから骨盤底までの管を、ぶら下がるソーセージのようにイメージする方法なのだ。

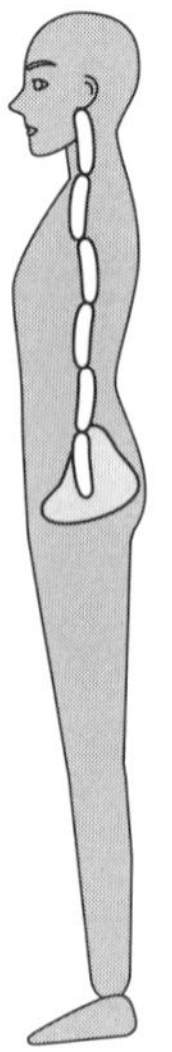

とで、内臓全体の感覚と調和した、つまりより自然で本能的な身体の状態を保つことができるのです。

この章のポイント

・口は内臓空間の入り口
・口を緩めることで、身体の深層（コア）が緩む
・口を緩めるためのポイント

①下あごを開く
②舌を動かして緩める
③上あごのドームを拡げる

第五章

鼻を緩めて自分の正中線を感じる

この章のテーマは「鼻」です。これまで出てきた「目」、「口」、「耳」に比べても、「鼻を緩める」というのはみなさんにとってあまりピンとこない話かもしれません。呼吸することも匂うことも普段は無意識に行っていて、あえて鼻を意識するということはあまりないでしょう。実は鼻は身体全体と密接に繋がっていて、特に正中線と深い関係があります。つまり鼻は身体全体の方向性を定める「センサー」とも言える大事な場所なのです。まずは呼吸における働きから見ていきましょう。

◎鼻全体で呼吸しよう!

「鼻を意識して下さい」と言われた時、みなさんは顔のどの部分を鼻だと認識しますか? 何となく真ん中の出っ張っているところ、ぐらいの感覚ではないでしょうか。呼吸のための器官という観点から言うと、鼻は顔の真ん中の出っ張った部分と鼻の穴(鼻孔)だけではありません。鼻孔からの空気の通り道は額、鼻の横、頬骨、上顎骨へと広がって洞穴のような構造になっていて、これを鼻腔と呼びます。鼻の穴の奥にそんな空間が拡がっているなんて普段意識することはないとおもいますが、きちんと呼吸する時は、出っ張った鼻に加えてこの鼻腔全体を鼻として意識して使う必要があります。
　ここで鼻腔全体を使った呼吸法の練習をしてみましょう。

EX

額と小鼻の少し外側あたりに指を置いて、鼻腔全体を意識して下さい。その状態で洞穴に空気が流れ込むような意識で呼吸するとどうでしょうか？　鼻の通り

鼻の奥の空洞を意識する！

鼻というと顔の中央にある部分をイメージしがちだが、実は内部に副鼻腔と呼ばれるかなり大きな空間を有している。最初は指で実際に触れて、鼻から吸った息が流れ込むイメージで試してみると良いだろう。目がスッキリとし、腹までの繋がりを感じられるはずだ。

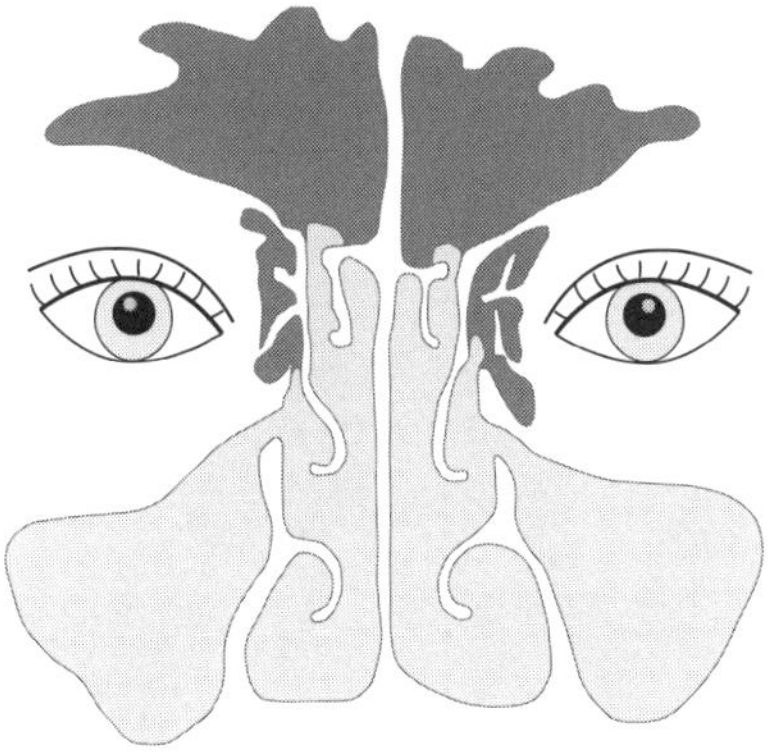

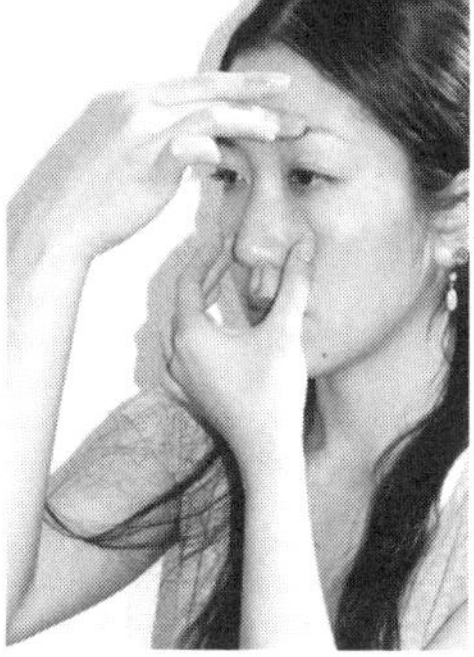

が良くなって、目がすっきりしたような感じになりませんか？　また呼吸が深くなってお腹が動きだすことにも気づくとおもいます。鼻腔全体を意識して呼吸すると自然と腹式呼吸になるのです。

その理由は身体の中の膜の繋がりに関係があります。鼻腔の洞穴の一番奥は頭部の中心にある蝶形骨という骨まで拡がっています。蝶形骨が膜で横隔膜に繋がっているという話が第2章の耳のところ

頭蓋骨のセンター「蝶形骨」

以前にも登場した蝶形骨。その名の通り蝶のような形をした骨で頭蓋骨の中央にあり、脳の受け皿のような位置にある。蝶形骨内にある蝶形骨洞は副鼻腔の一つであり、ここに息を通すことが重要となる。

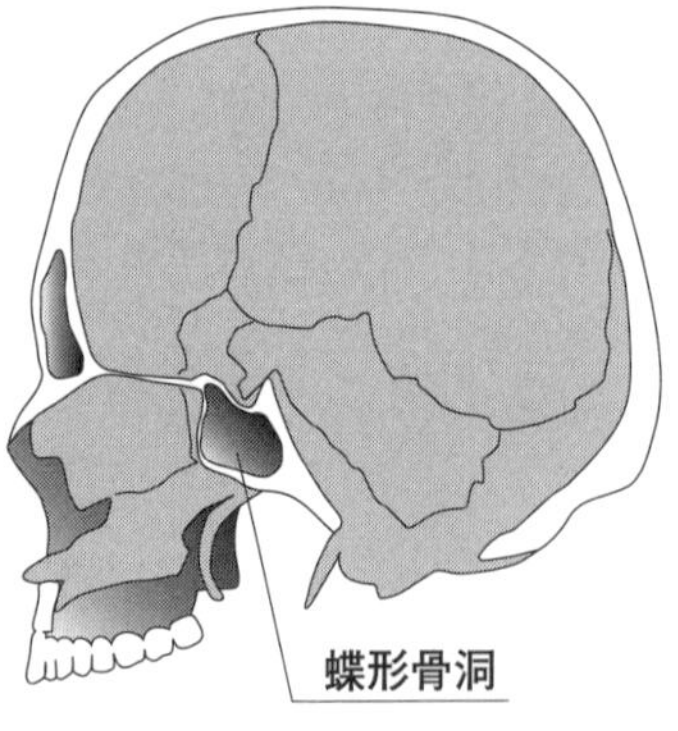

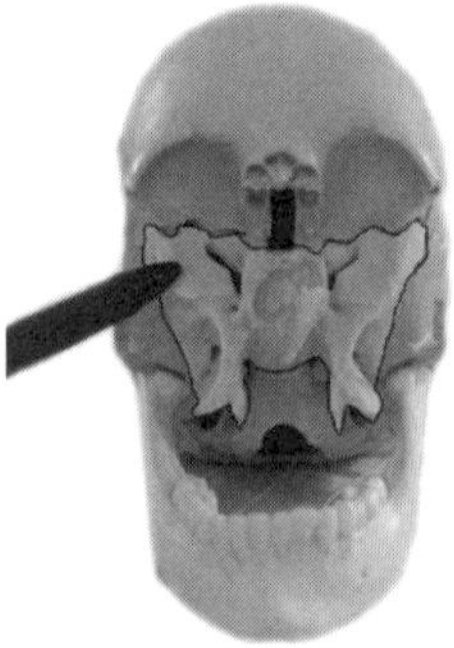

で出てきたのは覚えていますか？　蝶形骨とは脳を乗せている蝶のような形をした骨で、この骨が固まると横隔膜も連動して固まるというお話でした。鼻腔全体を意識して呼吸をすることで鼻孔から入った空気がこの蝶形骨の中にある洞穴まで拡がります。その結果、蝶形骨が自由に動き、それに連動して横隔膜も呼吸と共に自由に動きやすくなるのです。これが自然に腹式呼吸になる理由です。

では今度はこの鼻呼吸で身体が変わることを、立位前屈の動きのなかで感じてみましょう。

蝶形骨から横隔膜への繋がり

右図は蝶形骨と横隔膜の繋がりを示したもの。私達の身体は筋膜などを介して極めて密接に繋がり合っている。この身体の繋がりを感覚器を通して感じることが、自分自身のホームポジションの確立するための第一歩となる。

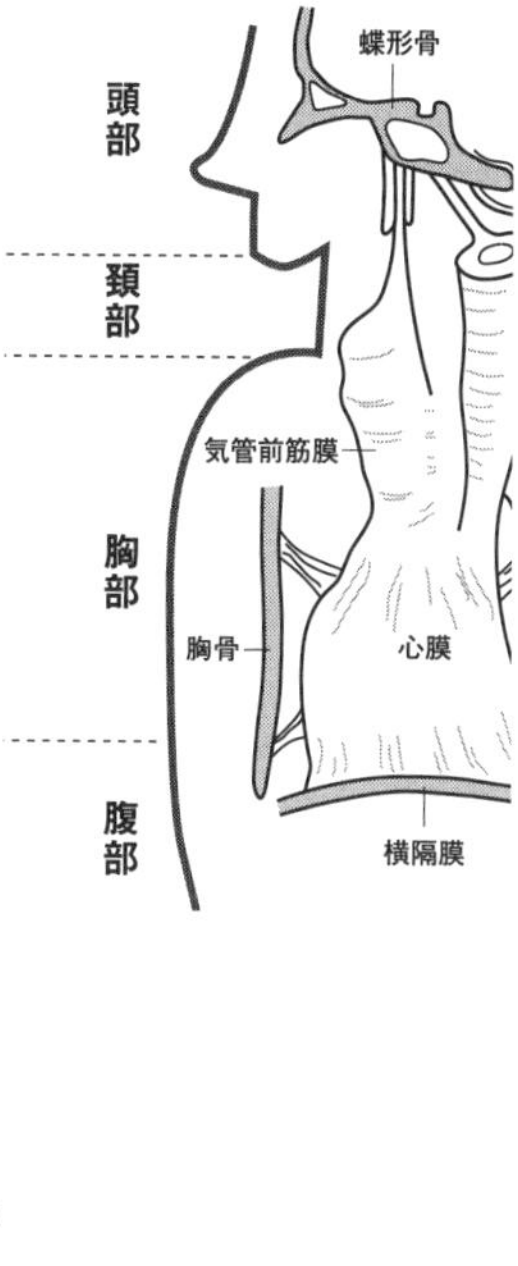

EX

まずは普通にやってどのあたりまで楽に前屈できるかを確認しておいてから、今度はマスクをつけてください。「マスクをつける?」と不思議に感じるかもしれませんが、マスクをつけると、口呼吸が制限されて自然に鼻呼吸が主体となります。またマスクの上にあるワイヤーが鼻腔を覆うように当たるのでこれも刺激となり、より鼻呼吸が促進されます。ちょうど鼻の上につける鼻腔拡張テープに似

マスクをつけるとカラダが緩む!

一見するとマスクをつけることで動きが制限されるイメージがあるが、実際にはコアが意識しやすくスムースに身体を動かすことができる。是非試して欲しい。

01

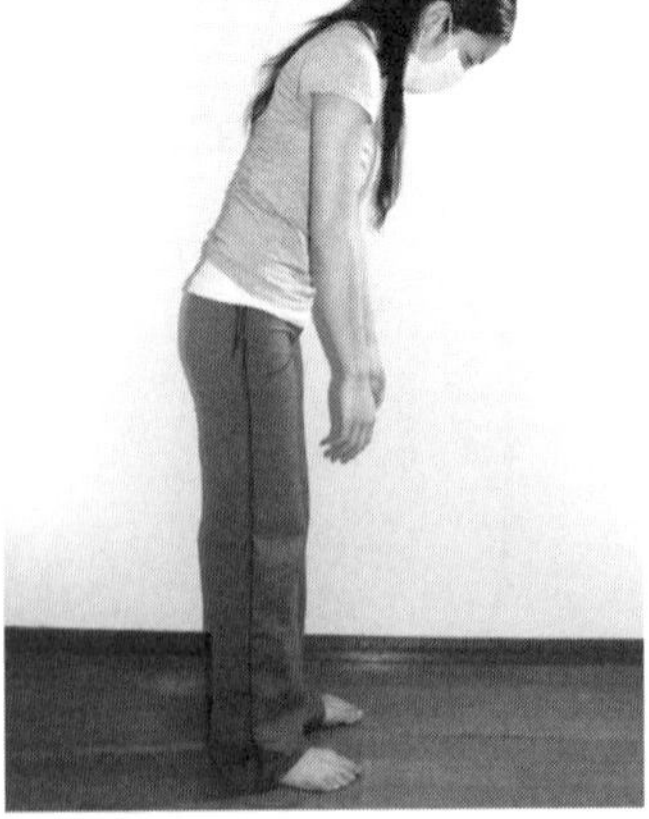

02

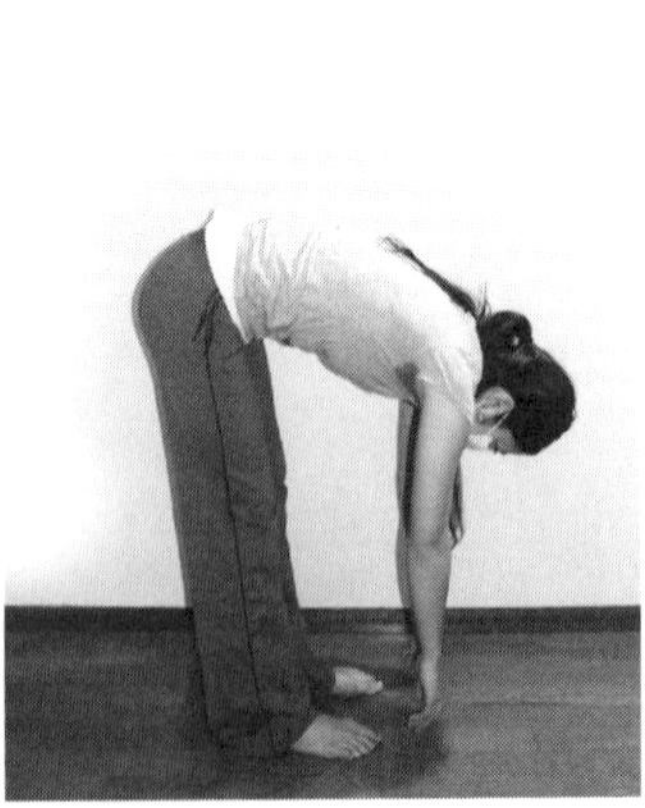

Colunm《コラム》

＊「花粉症に効く鼻呼吸」＊

花粉症でお困りの方が年々増えてきています。整体の世界では花粉症は蝶形骨と関係があるということが経験的に知られています。蝶形骨のバランスが整って花粉症の症状が改善した方と私もたくさんお会いしてきました。私自身も数年前まではひどい花粉症だったのですが、鼻腔全体での呼吸を意識することで蝶形骨のバランスが整い、目と鼻の症状がかなり軽減しました。花粉が鼻腔内に入ってきそうで最初は少し抵抗があったのですが、やってみると効果があったので今でも症状が出たら鼻呼吸で対応しています。周りの人にも試してもらったところ効果のほどは個人差があるものの概ね好評です。花粉症の方はぜひ試してみて下さい。

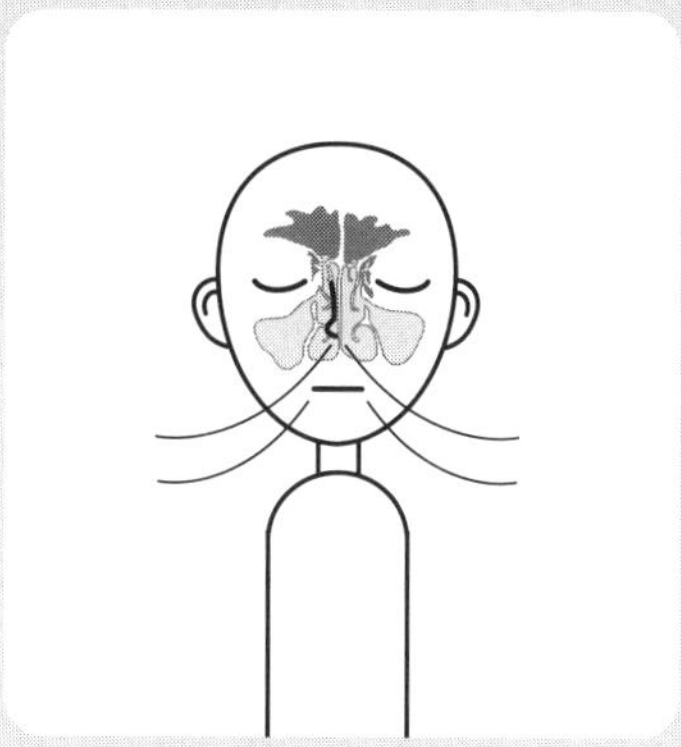

ポイントは鼻を大きく意識して鼻腔全体で行うこと。ゆっくり、静かに呼吸してみよう。

たような効果があるわけです。ではマスクをつけて前屈してみて下さい。マスクを着けていない時より楽に前屈ができるのがわかりますか？　また、下腹のあたりまで呼吸が入って股関節の前面が伸びる感じがあるでしょう。

いまはマスクをつけることで鼻呼吸を誘導しましたが、自分で鼻腔全体を意識した呼吸ができれば効果は増します。鼻腔全体を意識して呼吸を行うことで内臓空間の繋がりを感じやすくなります。身体の内側の繋がりの意識は内部感覚を持ち続けるための助けとなります。内部感覚を持ち続けることで、前屈という身体にとっては非日常な動きにおいても、身体は自然に反応して最適なバランスを保つことが可能になり動きの改善に繋がるのです。

◎匂うことで正中線を通す

次は鼻のもう一つの機能、「匂う」についてのお話です。実は匂いを嗅ぐセンサーとして鼻を意識することは、身体全体の正中線と深い関係があります。匂うことで正中線ができるなんて考えたことも無い話ではないでしょうか？　これを理解するには、鼻の構造について少し知っておく必要があります。

　鼻の奥に篩骨《しこつ》という立方体の骨があります。この骨は嗅覚神経の通り道になっていて、実際何か匂いを嗅ごうとすると篩骨が意識されます。と、そんなこといきなり言われても、どれが篩骨だなんて感じられないですよね？　まずはわかりやすい方法を紹介しましょう。

EX

左右の上顎骨を指でつまんでほんの少し前方に移動させ

正中線のセンサー「篩骨」

鼻腔の奥にある篩骨。神経空間（脳）と内臓空間（軟口蓋）の境目に位置している。この骨の上に嗅覚神経の細胞である嗅球が乗っていて、そこから篩骨を介して鼻腔に嗅覚のセンサーを伸ばしている。

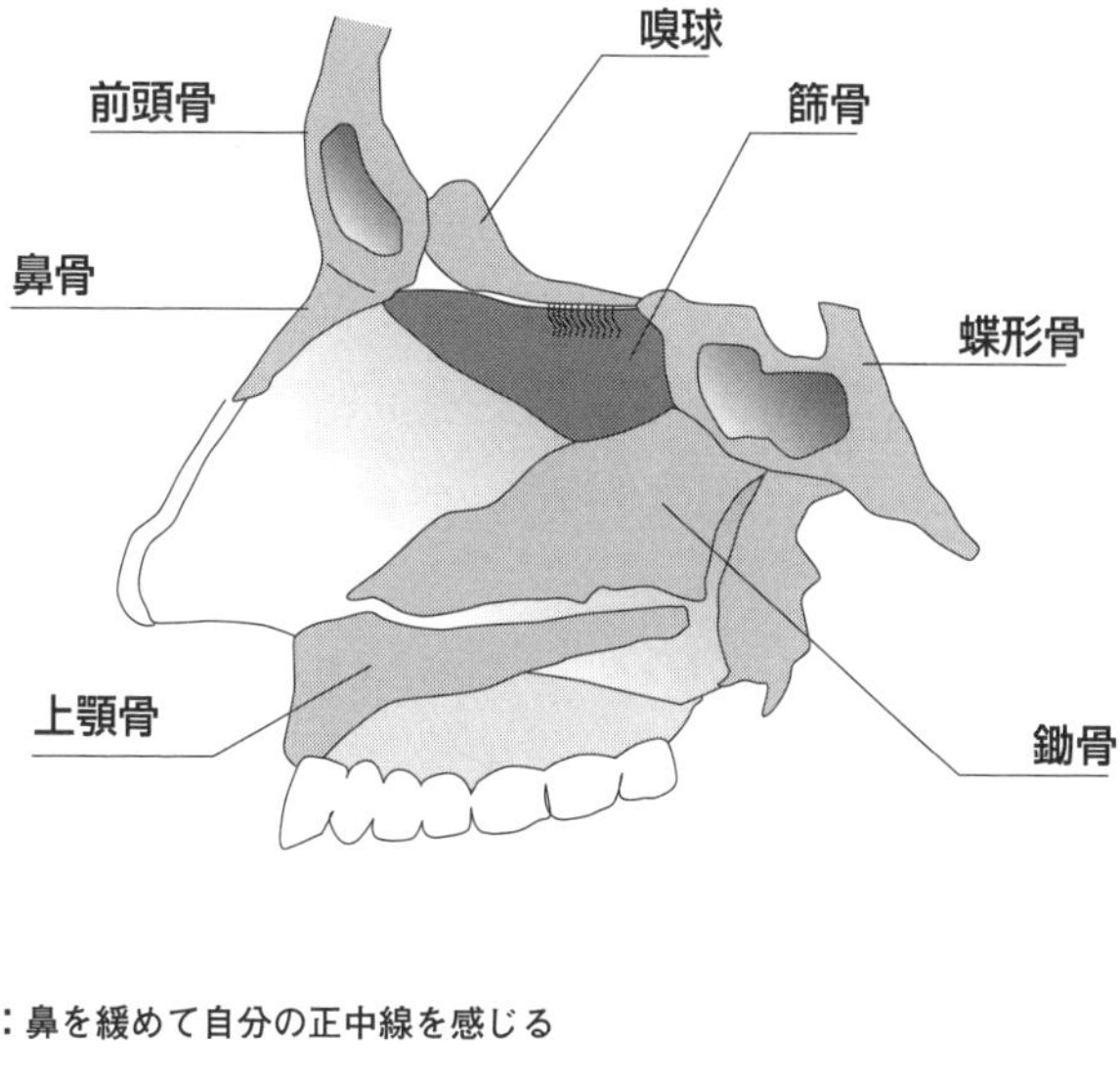

るような意識を持って鼻呼吸を行って下さい。こうすると、その奥にある篩骨にスペースができてより意識しやすくなります。鼻の奥がスーッと通る感じがわかりますか？　このまま匂いを嗅ぐと鼻の奥やや上方がヒクつく感じがします。このあたりが篩骨だと覚えておいて下さい。

この骨が場所からいっても大事だということは直観的にわかるとおもいます。ただ身体全体の正中線と関係あるということを理解するにはも

篩骨を緩ませるエクササイズ

篩骨を緩ませる簡単なエクササイズとしては、上顎（上顎骨）を軽く指で引くのが有効。上顎の骨は真ん中で２つに大きく分かれているので、それぞれに指を沿え僅かに軽く前に引くイメージで。強くやる必要はない。その状態で鼻呼吸を行うことで篩骨周りにスペースができ、篩骨の自由度が生まれる。

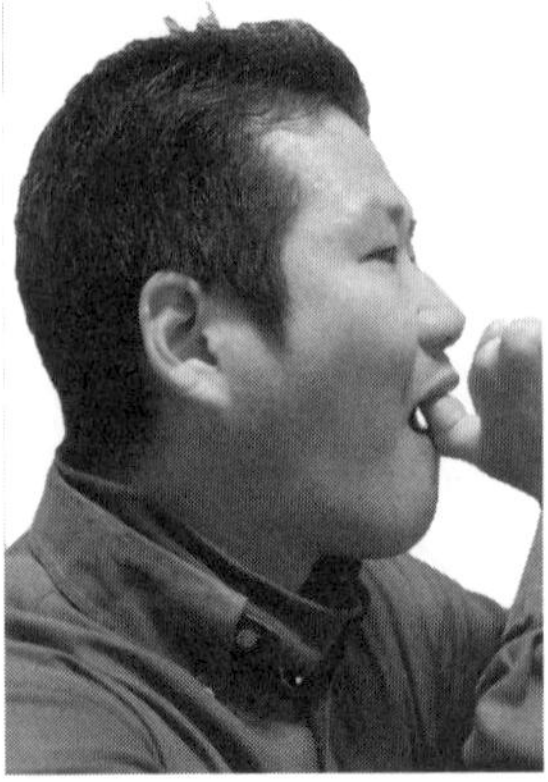

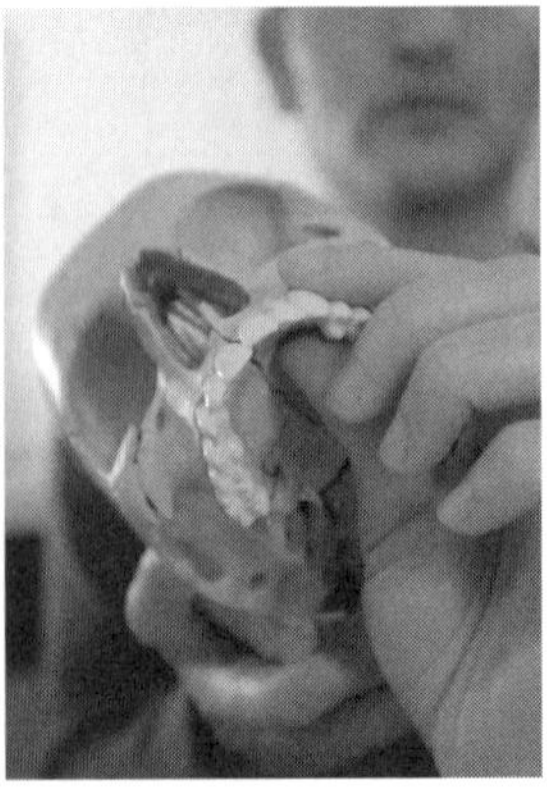

う少し細かい解剖学の知識が必要なので簡単に説明します。

脳や脊髄などの神経細胞を取り囲む膜全体は「硬膜」と呼ばれ、鼻にある篩骨からお尻の尾骨まで神経組織を垂直方向に繋げています。つまり篩骨と尾骨は神経組織の両端にある骨なのです。

ではその繋がりを実際に体験してみましょう。

EX

尾骨に触れた状態で何か匂いを嗅いでみて下さい。尾骨が前後に動くのがわかりますか？　動き自体は小さくて微

硬膜で結ばれる篩骨と尾骨

脳や脊髄などの神経細胞を取り囲む膜「硬膜」は頭から背骨の一番下（尾骨）まで縦に一繋がりになっている。特に脳の部分は左右の大脳を垂直方向に分ける仕切り膜「大脳鎌」が存在し、その末端は篩骨に繋がる。

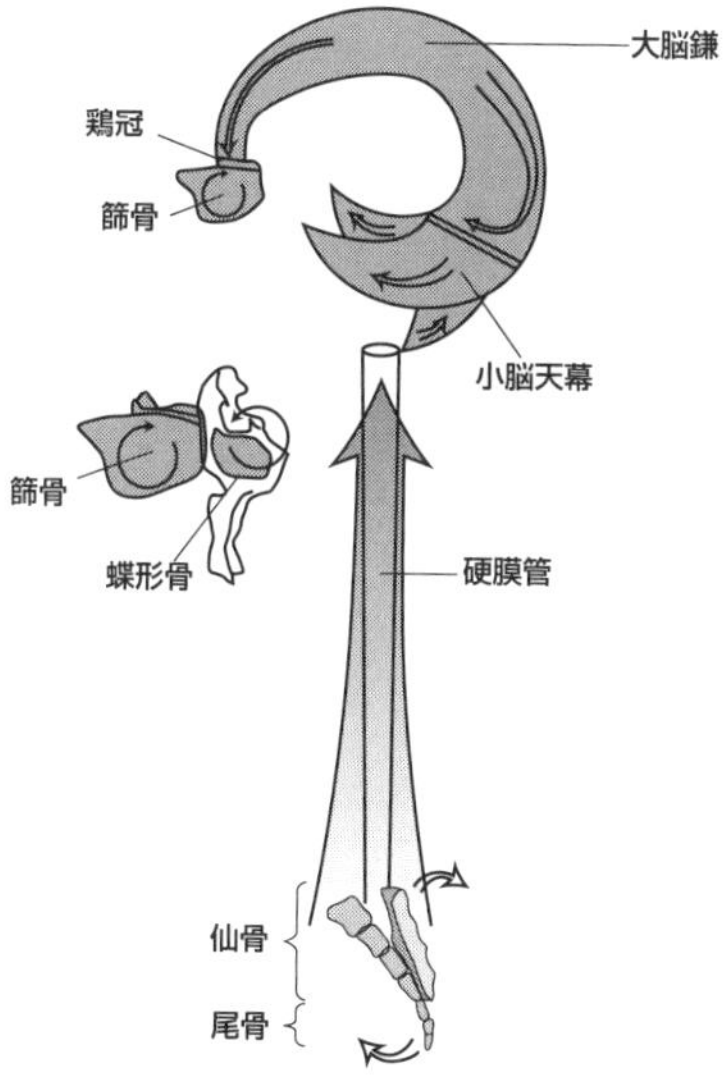

妙ですが、身体の縦の繋がり全体も反応するような感じがするとおもいます。篩骨の頭の部分は、ウルトラマンの角みたいなものが頭蓋骨の内側の真ん中に入っているイメージですね。匂うことで鼻の奥にあるこの篩骨が反応して、そこから繋がる神経組織内にある縦の膜の繋がりが活性化することが理解できたでしょうか？

実はこの縦の膜の繋がりは、胚子の段階で形成される原始線条と呼ば

匂うことで身体の縦の繋がりを感じる

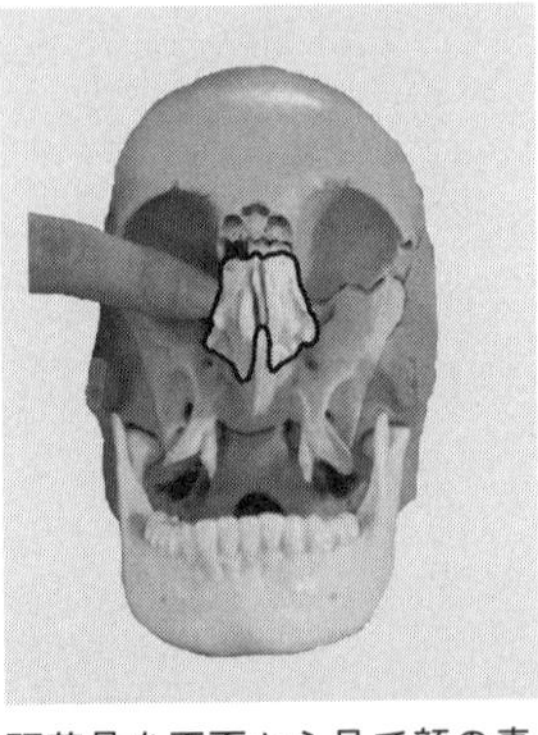

頭蓋骨を正面から見て顔の真ん中の奥にあるのが篩骨。この骨を意識しながら指でつまんで匂いを嗅ぐと、この縦方向の膜の繋がり全体が反応し、尾骨にまで動きが伝わるのが感じられる。

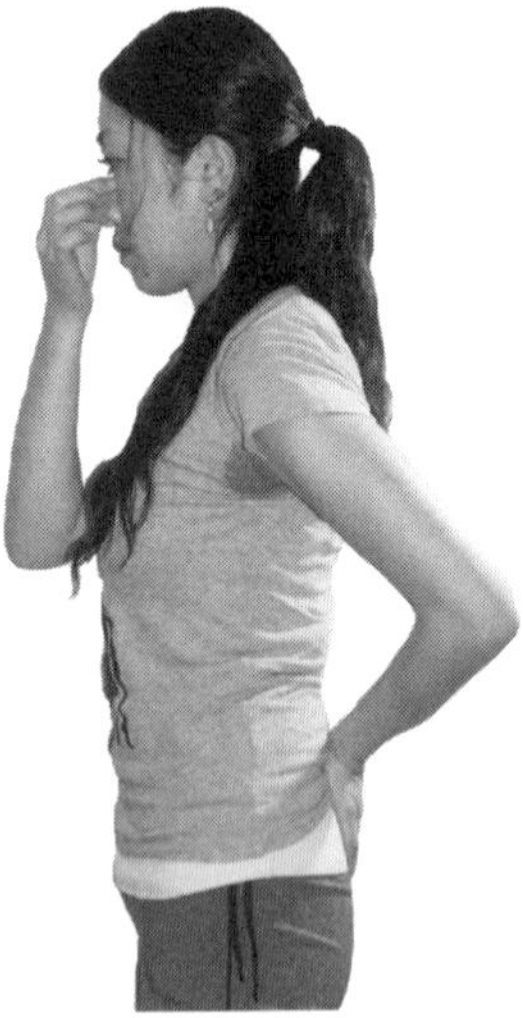

れる中心線に由来します。ですから生まれ持った正中線と言えるかもしれません。

さて、これで匂いを嗅ぐことが私達に本来的に備わっている正中線を意識させることがわかりました。それではさらに、「匂う」という行為が正中線にどんな影響を与えるか、前屈の動きで確認してみましょう。

EX

前に屈んでいって楽に行けるぎりぎりのところまできたら、周りの空気の匂いを嗅いでみて下さい。身体の中心が通って先ほどより前屈が楽に

匂いを嗅ぐと正中線が通る

動きの中で嗅覚のセンサーを意図的に働かせることは、日常ほとんどない。鼻先で嗅ぐような感じではなく、鼻の奥で匂いを受け止めるような感じでセンサーを働かせると自分の中心が感じられ、前屈の動きの中でも自然と正中の繋がりが意識できる。

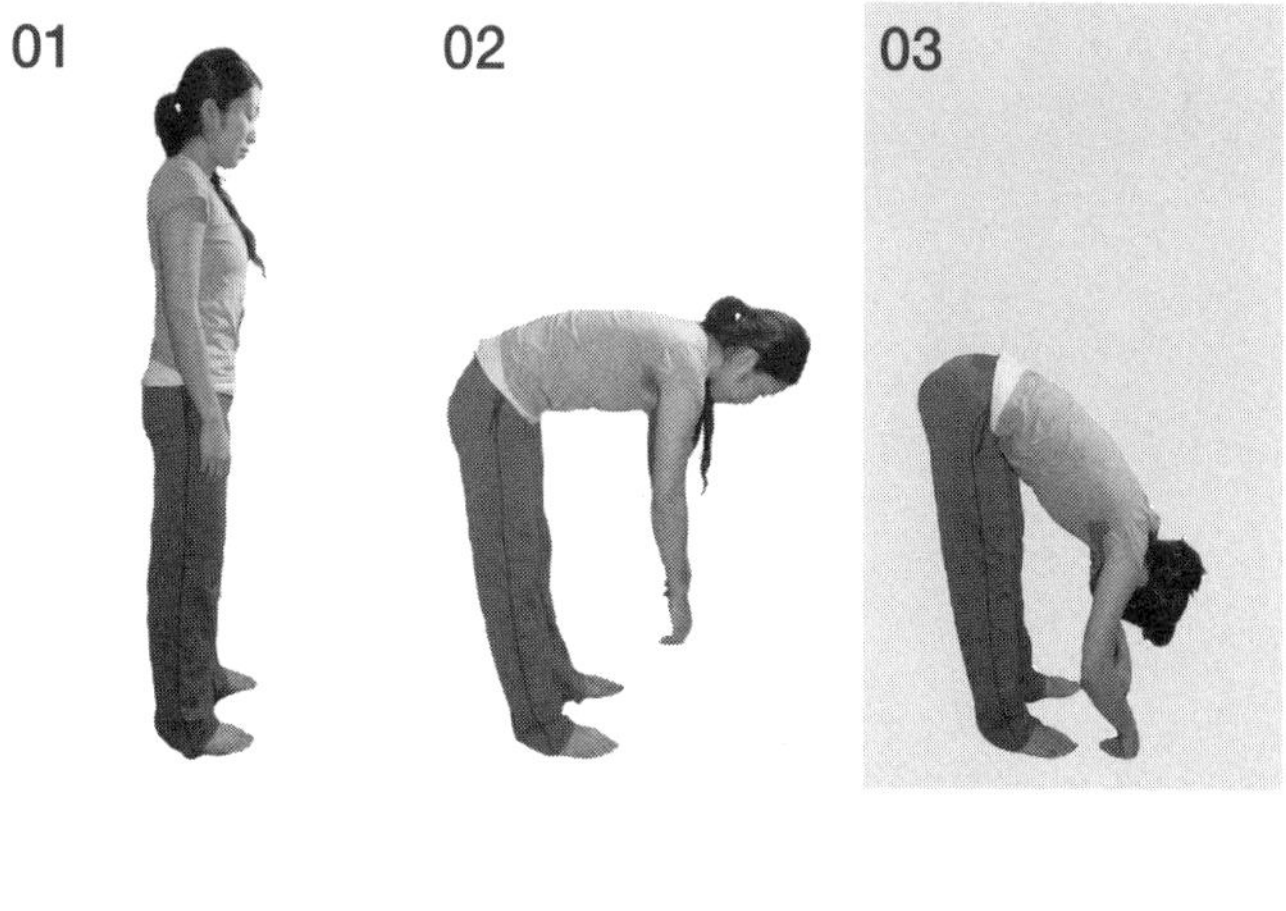

なるのがわかりますか？

日常生活で意図的に匂いを嗅ぐ機会が少ないことにより、本来私たちの中にある正中線を眠らせてしまっているのかもしれません。逆に言えば意図的に自分で食べ物や周りの空気の匂いを嗅ぐことで、篩骨および正中線を活性化させることができるわけです。

篩骨を活性化する他の方法としては、ヨガで行う鼻呼吸のエクササイズも役に立ちます。

EX

方法は簡単で、鼻の左右の

篩骨を活性化するエクササイズ

篩骨を活性化するには、ヨガでやる鼻呼吸が役にたつ。左の鼻を指で押さえて右の鼻の穴から息を吸い、その息を右の鼻を押さえて左の穴から出す。以降左右繰り返し行う。

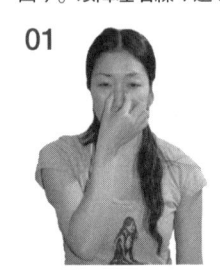

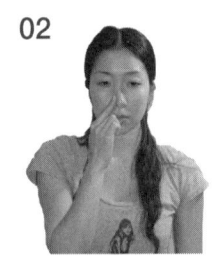

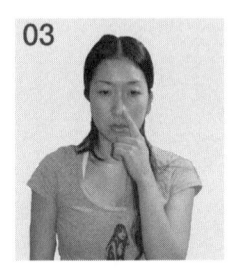

穴を交互につかって呼吸をするだけです。篩骨は鼻中隔の付け根の部分を形成しているので、左右に空気が通ると意識しやすくなります。

また嗅覚は50代を過ぎると急に衰えると言われていますから、匂いを意図的に嗅ぐという行為は老化予防という意味でも役に立つと言えるでしょう。嗅覚を司る神経は他の感覚器官に比べても大脳辺縁系への繋がりが強く、「匂いによって記憶や感情が呼び覚まされる」というようなことが起こることが知られています。「何だかよくわからないけど懐かしい匂い」ってありますよね？　例えばお線香の匂いってどこか懐かしくて落ち着きます。座禅の時に香を焚くということにも嗅覚との関係で深い意味があります。自分の深いところ、本能的なところに根付くという意味でも嗅覚はホームポジションを保つ上で重要な要素と言えるでしょう。

◎鼻筋を通す

正中線を感じるためには、鼻の奥にある篩骨が大事であることはご理解頂けたとおもいます。しかし、篩骨の動きはこれだけにとどまりません。篩骨と正中線の関係を115頁の図でもう一度確認してみてください。正中線から前方にぶら下がっている篩骨は、ただ正中を意識しやすくするだけのものではなく、空間の中における方位磁石のような働きもしているのです。じっとした状態で正中線を意識できても、それがどの方向を向いているかを明確に捉えられなければ実際に動いた時には崩れてしまい意味がありません。「鼻筋を通してものを見る」という表現がありますね？　実際

鼻筋を通した動き

しっかり鼻筋を通して動くことで、自分の正中線を保つと共に、内臓空間も潰れること無くしっかり保たれたエレガントな動きになっている。

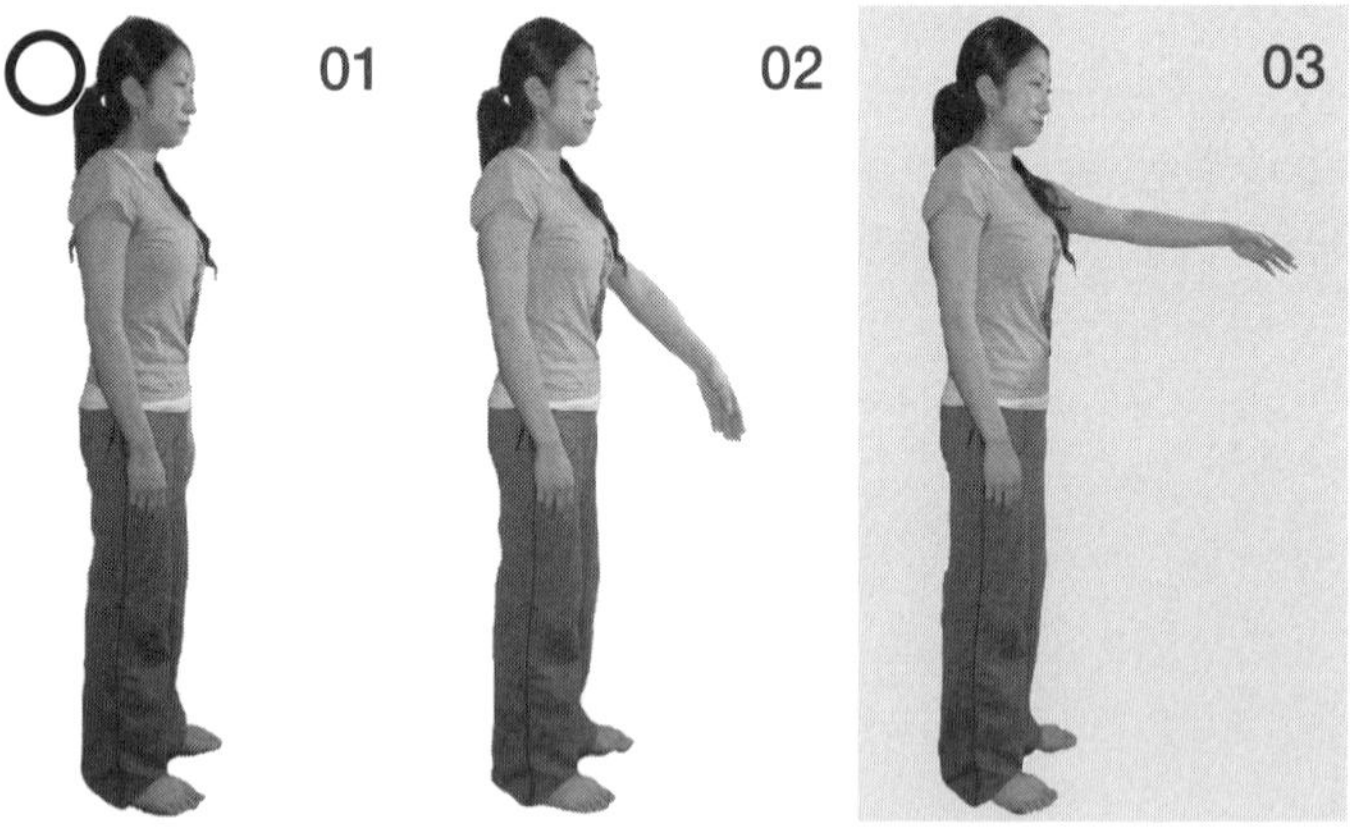

に鼻筋を通して見られると、まっすぐ真正面に見据えられている感じがしませんか？　実は鼻筋を通すとは、正中線の方向性を定めるということなのです。今度は動きを見てみましょう。

EX

例えば鼻筋を通した状態で腕を上げるという動作を行うと、中心のある滑らかな動きになります。鼻筋の意識が無い時とは全然違うのがわかるでしょう。

動きだけでなく気分も違いません

鼻筋が通っていない動き

鼻筋を通す意識で動いた場合（右頁）に比べて、通さない動きは、正中線が崩れ、腕の動きにつられて上半身が曲がっている。

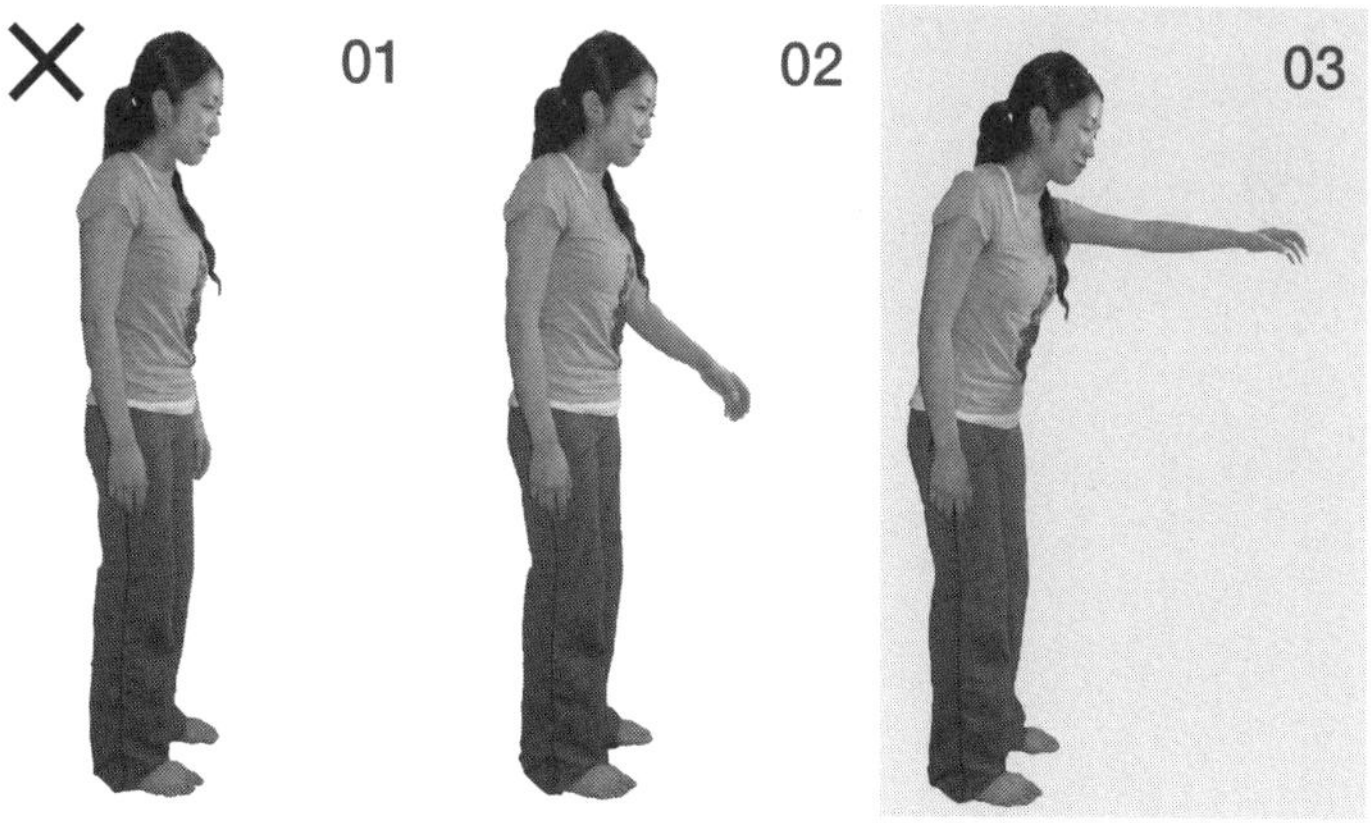

か？　なんだか自分が高いところから堂々と見下ろしている感じで、いつもの自分とは違う感じになっているのではないでしょうか？　内部感覚としての正中線があるだけでは本当は不十分で、その行為の方向性が明確であって初めて空間の中でのぶれない動きが可能になります。方向性がぶれないから堂々とした自分でもいられるわけです。鼻（篩骨）は空間の中で身体を方向づけるという意味で、ホームポジション確立のための重要なツールになるわけです。

この章のポイント

- 鼻は方向性を定めるセンサー
- 鼻を緩めることで、正中線が通る
- 鼻を緩めるためのポイント

①鼻腔全体で呼吸する
②「匂う」イメージを持つ
③ 鼻の奥の骨を意識する
④鼻筋を通す

Column《コラム》

＊「眼窩を広げて、ぱっちりした目に」＊

眼球が収まっている眼窩の縁は三つの骨（前頭骨、頬骨、上顎骨）から構成されています。それぞれの骨のつなぎ目は縫合と呼ばれますが、ボディワークではこの縫合に動きの可能性があると考えられていて、この部分が詰まると周辺の組織（この場合は眼球）の機能にも悪影響があるとされています。ここではとてもソフトなやり方で縫合を自由にして、眼窩を広げる方法を紹介します。

まずは人差し指、親指で前頭骨、頬骨にソフトに触れて、二つの骨の間の縫合にスペースができて自由になることをイメージします。決して指で骨を動かそうとせず、指はただソフトに触れて、縫合のスペースをイメージするだけで十分です。縫合に少し変化が感じられたら、次に親指と中指で頬骨、上顎骨に触れ、最後に中指と人差し指で上顎骨、前頭骨と順に進んでいきます。一箇所30秒～1分ぐらいを目安にして下さい。目がぱっちりしてクリアになったのが感じられるとおもいます。疲れ目に効果があるだけでなく、美容的な効果も期待できるので是非試してみて下さい。

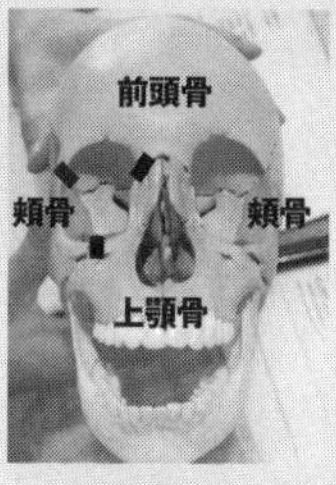

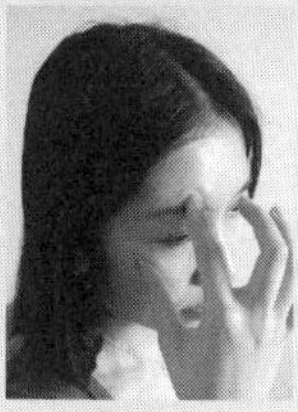

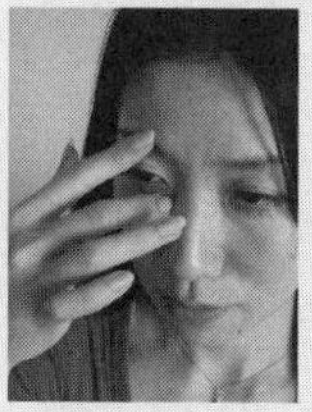

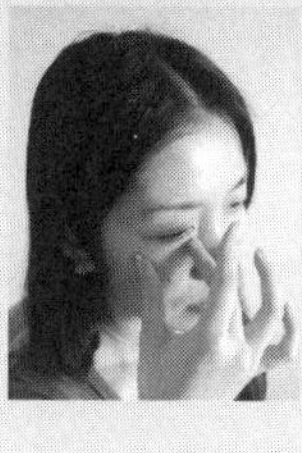

第六章

知覚と動きを連動させよう！

ここまで「目」、「鼻」、「口」、「耳」を意図的に使って身体を緩ませて、内部感覚にとどまる方法を紹介してきました。これまで紹介したエクササイズは、主に静止した状態、つまり身体が動かないことを前提にしていましたが、止まった状態で内部感覚にとどまり身体がいくら緩んでいても、日常生活や運動している時には役に立ちません。静かに座っていなければ保てない安定ではあまり意味が無いですよね？

大事なことは内部感覚を持ち続けながら、外の世界、つまり現実の世界へも感覚を開き、それが身体の動きとして表現されることです。

そこでここからは、これまで紹介してきた知覚を身体の動きとどのように連動させることができるかについて、いくつかのエクササイズを交えて紹介しましょう。

◎肘の動きと視線の連動

まず基本となる動きを紹介します。「エルボナッジ」とよばれる肘を横に押し出す動きです。

EX

仰向けになって、脇から肘を10センチほど離して置きます。このとき肘はゆったりと曲がって手の甲側が天井を向いている状態にします。肘の重さを感じながら床をなぞるようにして肘を外に押し出していき、またゆっくり戻して下さい。

腕を動かそうとするとき首や肩を無意識に緊張させていることに気づきませんか？　このエクササイズのポイントは動き始めに細心の注意を払うことです。１ミリ動くのに数秒

「エルボナッジ」エクササイズ

肩や手に較べて感覚が薄い肘を意識化することで、腕全体の緊張を解放し、胴体及び身体全体と腕の連動性を高めるためのエクササイズ。１秒に数ミリ程度のゆっくりした動きで肘を横に出したり、戻したりする。おもわぬところに緊張が起きているのに気づくはずだ。

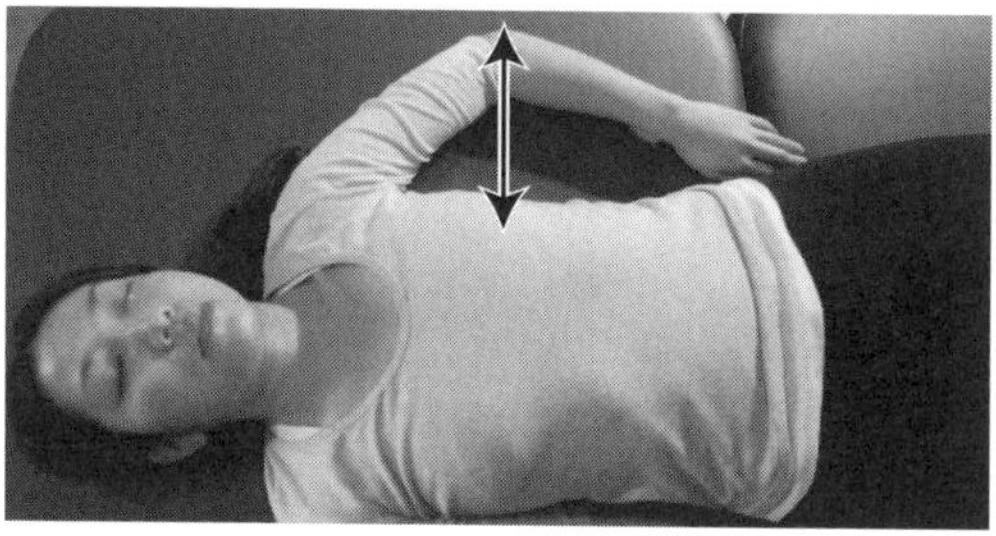

かけるぐらいの感じでやると、身体の中で起こる緊張のパターンに気づき、徐々にその緊張を手放すことができます。

本当にじっくりと自分の身体の中で起こっていることに注意を向けて肘を動かすと、腰の裏や顔などの全然関係無いところが、ピクピクしたりして、「本当に身体は全体が繋がっているんだ」ということを実感させられます。それと同時に、腕を動かすだけなのに実にいろんな部位を緊張させて、自分の動きを妨げているかにも気づくはずです。このとき緊張が多くあるのが首から上、その中でも特に目鼻口耳に集中しています。ここまでで説明してきたように、いくら腕の筋肉を緩めようと努力しても、これらの感覚器官が緊張している限りはうまくいきません。その中でも空間認識に一番深く関わっている目が身体の動きに連動していることは特に重要です。これを先程のエルボナッジの動きで確認してみましょう。

EX

肘をゆっくりと動かしながら、今度はその動きを視線で追って下さい。ここで3章で紹介した目を洞穴に漂う水風船のように感じるエクササイズを思い出してください。眼球が目の穴のなかで浮いていて、回転するとい

うものです。その感覚で動かす側の肘の動きを目で追います。寝た状態だと肘が見えないかもしれませんが、実際に見えてなくても、そちら方向へ視線を向けていれば大丈夫です。最初のうちは、後頭部や首がピクピクして緊張が抜けないかもしれませんが、やっているうちに眼球、首、腕の動きがスムースに連動して緊張が抜けてくるのがわかります。

「エルボナッジ」で繋がる身体の内と外　#1

肘の動きに視線をつけたもの。眼球が連動することでより腕の動きがスムースになる。実際に肘が見えていなくても目を緩ませたまま、視線で肘の動きを追うイメージをする。

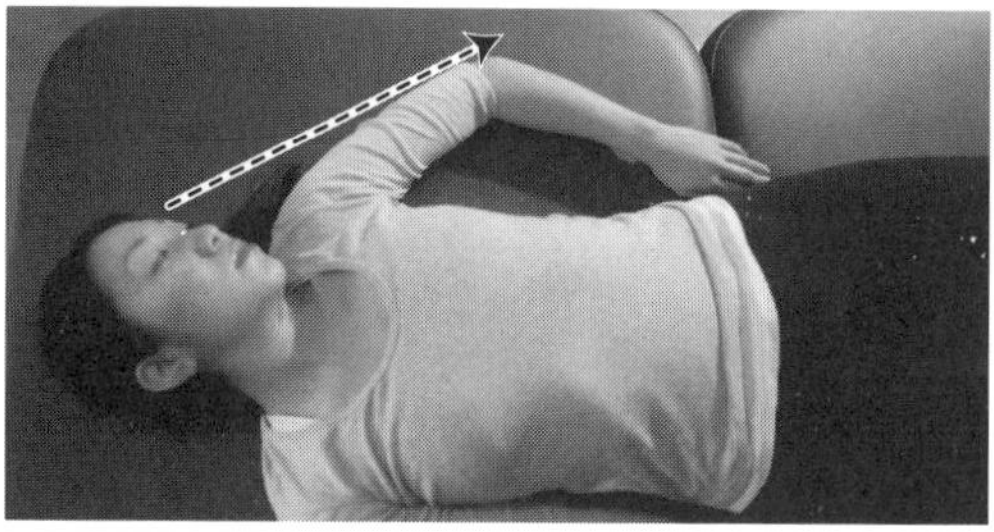

眼球が緊張してスムースに動かせない時は最初目を閉じた状態で、眼球を動かして、慣れたら目を開ける方法でもＯＫです。目を閉じたままの方が眼球の動きを意識しやすいはずです。

EX

それに慣れてきたら、今度は肘の動きに視線がついていくのではなく眼球の動きが肘の動きを誘導するようなイメージを持って下さい。目で肘の動きをリードするわけです。自分で肘を動かしているという感覚がうすくなって、力が

「エルボナッジ」で繋がる身体の内と外　＃2

視線を空間に拡げて、動きの方向の空間認識を拡大していく。身体の内側と外側に対する感覚のバランスがとれ、さらにスムースな動きが可能となる。今度は肘を目で追うのではなく、視線で肘を誘導するイメージ。

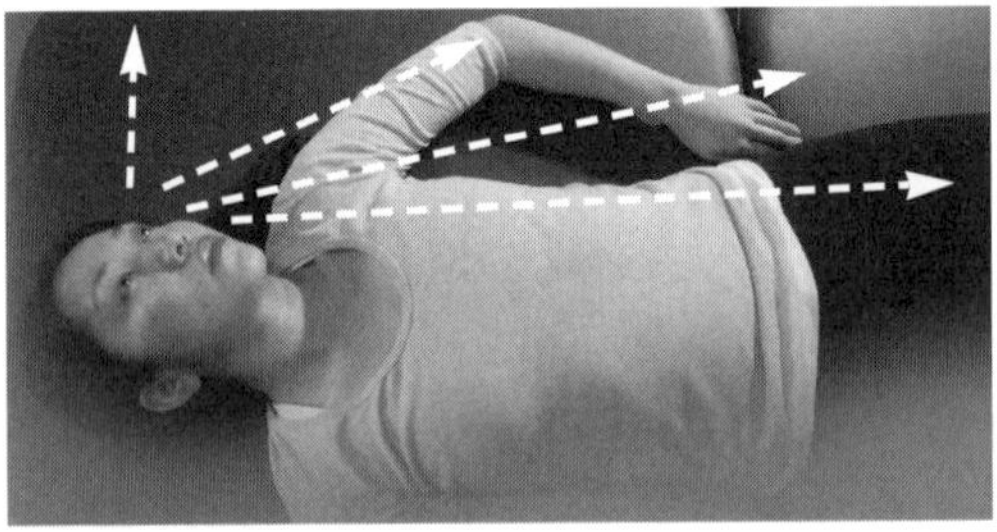

抜けて視線に引っ張られて動くような感じになるはずです。また腕と同じ側の足も少し動くかもしれません。

ここまできたら、さらに目を意識的に使ってみましょう。今度は肘を見ているというより、視線の方向にある「空間が広く明るくなっていくイメージ」を持ってみて下さい。この時は、目は開けておいたほうが良いでしょう。「視線で空間を切り開く」という感じです。そして拡がった空間に肘が導かれていくという感覚を持ってみます。肘そのものというよりは動かしている肘側の身体全体が連動していることに気づきます。

目の動きを意識していなかった場合とは随分違って、全く別の動きになっているはずです。また意識が非常にクリアになっていることにも気づくでしょう。ここで一度立ち上がり、歩いて身体の感覚を確かめると、エルボナッジを試した側が軽くなって、全体に連動感があり、何も考えずに身体が勝手に動く感じがするはずです。ちょっと滑らか過ぎて身体の感覚が無いかのように感じるかもしれません。自分の身体の内側を観察する感覚と外側の世界（空間）を観察する感覚の二つが丁度いいバランスになると、肉の塊としての自分の身体の感覚が消えて、勝手に身体が動いている感覚になるのです。武道の達人の「首の下が無くなった感覚」という表現がそれにあたります。

言い換えれば「純粋意識だけが残っている状態」で、肉体の感覚は薄いのですが、自分の存在のリアリティはとても強くあります。動く禅のような感覚と言って良いかもしれません。このエクササイズは、慣れれば座っていても立っていてもできるようになります。これを応用した動きがバレエのポールドブラ（腕の動き）です。視線で空間を切り開いて、

拡がる空間認識

身体と視線の動きが連動することで、身体の内側と外側のバランスがとれ、向かって左側の空間認識が拡がった状態。左側は身体全体の動きが滑らかになる。

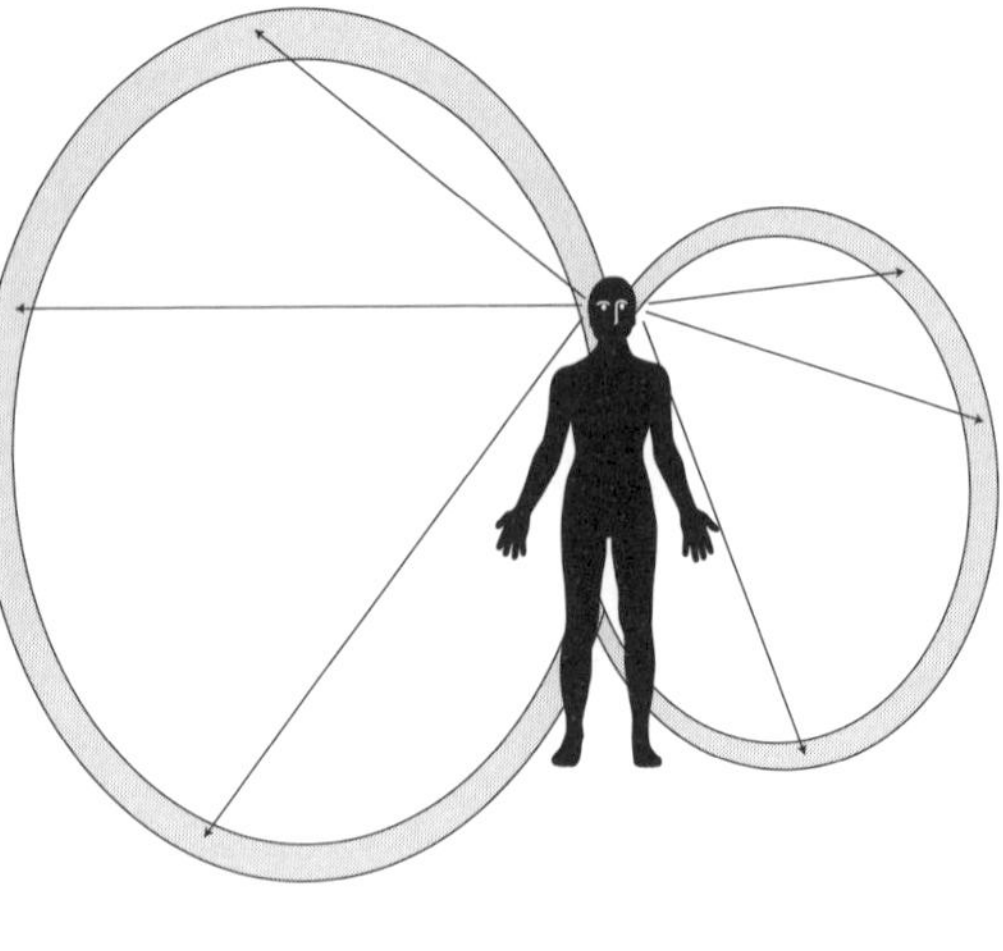

その方向に腕が伸びやかに導かれていきます。バレエでは、「首をつける」という表現がありますが、動きと視線の方向を連動させることはとても重要です。実際に視線を使わないで行った腕の動きと比べれば違いは歴然です。

視線があると動きが伸びやかで周りの空間まで拡がっていくように見えます。動きがとても大きく見えるダンサーは、周りの空間まで動いているように見えます。これは視線と身体の動きをダイナミックに連動させる技術を持っていることが理由と考えられます。日常の所作や武道・

視線が導く伸びやかな動き

01 視線が空間を切り開き、その空間の中に腕が導かれるような動きになっている。腕だけではなく身体全体が非常に伸びやかで、動きも滑らかになっている。02 動きと空間認識が連動しておらず、腕だけで動いている状態。肩が緊張し腕が縮こまっている。右と較べると動きもギクシャクした感じになっている。

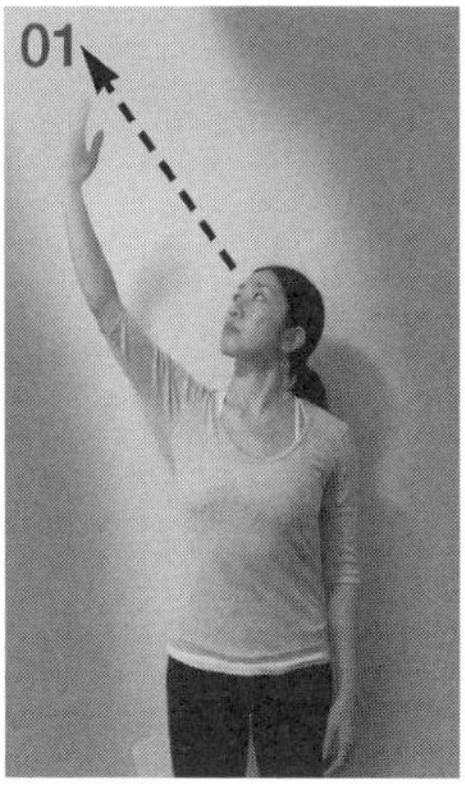

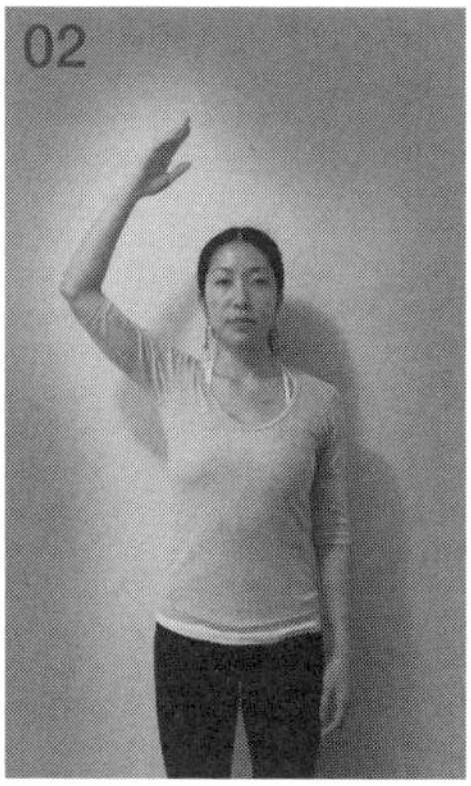

スポーツの動きにおいても視線の使い方を工夫することで、動きの質を大きく改善させることができるので是非試してみて下さい。

◎膝の動きと知覚の連動

次は、これもまたボディワークでよく使われる「ニーアップ」というエクササイズを紹介します。

EX

仰向けに寝て、膝のお皿をほんの少しだけ天井方向に持ち上げてゆっくり戻すという動きの繰り返しです。この動

股関節のなめらかな動きのためのエクササイズ「ニーアップ」

仰向けになって、左右どちらかの膝を天井方向へほんの少しだけ浮かせ、戻す動きを行う。前腿の筋肉やお腹の表面の筋肉をできるだけ固めないように注意する。この動きに目などの感覚器官による知覚を連動させると、深層部の筋肉がうまく繋がり動きが滑らかなる。

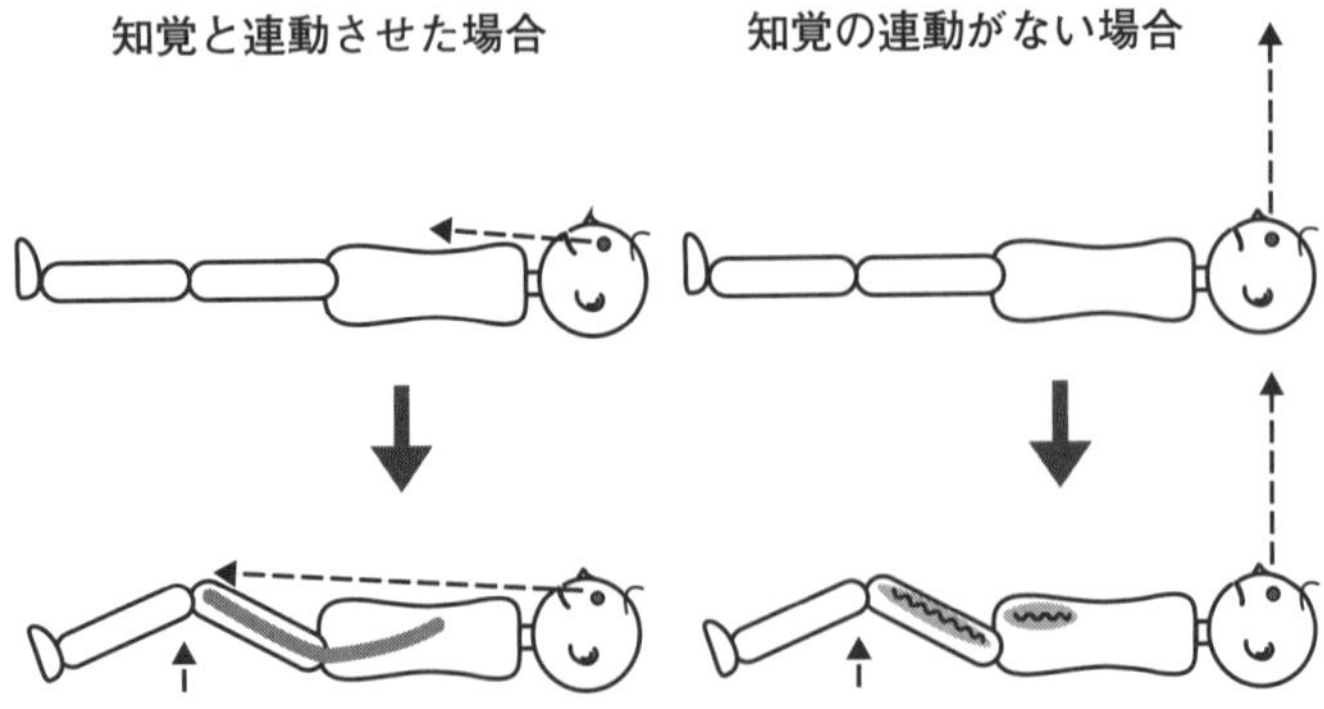

きに先ほど同様に膝への視線をつけてみましょう。目の動きを使わない時に比べて首やお腹が自由に連動して動くのに気づくはずです。

身体の構造的な問題以外に、空間に対する感覚の歪みが、足の左右バランスや骨盤の捻れに関係していることが非常に多いのです。これはそれを改善させる有効なエクササイズになります。

目の動き以外に他の知覚を連動させることもできます。例えば、聴覚なら「膝の関節の奥で骨が動く音に

知覚と動きを連動させて走る！

心臓や関節の音に耳を澄ませるようなイメージをして、聴覚を活性化させると、内部感覚に意識が向きやすくなる。その結果、横隔膜の自然な動きに気づきやすくなり、呼吸が楽になる。運動時にもこの方法は有効だ。

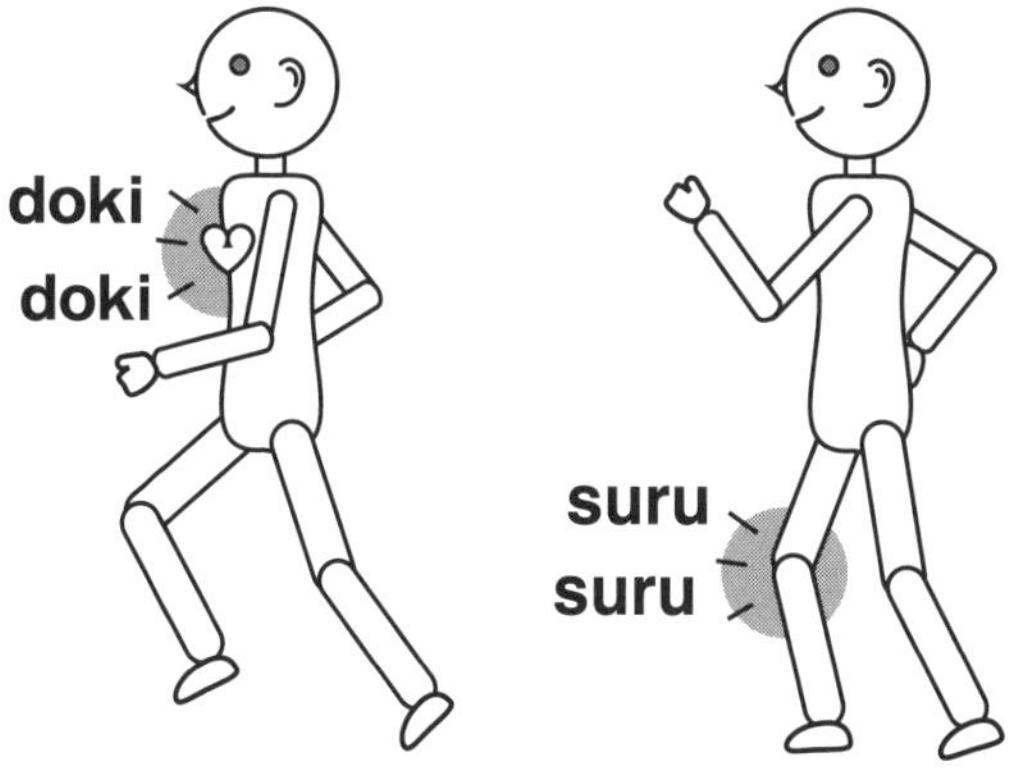

耳を澄ませるイメージ」を持つと有効ですね。ちょっと聞くと、「とてもできない」と感じるかもしれませんが実際やってみると、先ほどの視線を使ったものとは全然違う動きの感覚になることがわかります。また太極拳などの稽古の際に意識すると効果的でしょう。身体の体側のラインが活性化されて肩関節と股関節が滑らかに動くようになります。また聴覚を活性化させると横隔膜が緩むので身体のコア（深層）からの動きが引き出しやすくなります（2章「耳を緩める」参照）。応用例としては「拍動の音に耳を傾けながらジョギングをする」という方法もあります。これで走ると不思議と息切れしにくくなるので、ジョギングをされる方は是非試してみて下さい。

また、ニーアップに口の動きを連動させることもできます。

EX

膝のお皿に舌を伸ばしていくような動きを連動させてください。舌で膝のお皿をなめるようなイメージをもつと自然と膝が上がってくるのが感じられるはずです。本当になめられるわけはありませんが、無理なくそっと舌を伸ばしていく感じで行ってみましょう。

ニーアップの動きはお腹や前腿に力が入りがちですが、口を連動させると表面の筋肉が緩んで、コアが滑らかに動いているのに気づくはずです。それでもまだ緊張が残っている場合は、膝のお皿が飴でできていてそれを味わうようなイメージで舌を伸ばしてみて下さい。内臓が活性化してよりお腹のコアが意識しやすくなります。

もちろん鼻を連動させることもできます。膝のお皿の匂いを嗅ぐようなイメージでニーアップを行ってください。また違う感じの動きになるのがわかりますか？　今度はどちら

口や鼻を連動させて、コアから動く

ニーアップの動きで、膝に舌を伸ばしていくようなイメージや、膝を匂うようなイメージをすると、コアからの動きが引き出されるのがわかる。これはどんな動きにおいても応用できる。

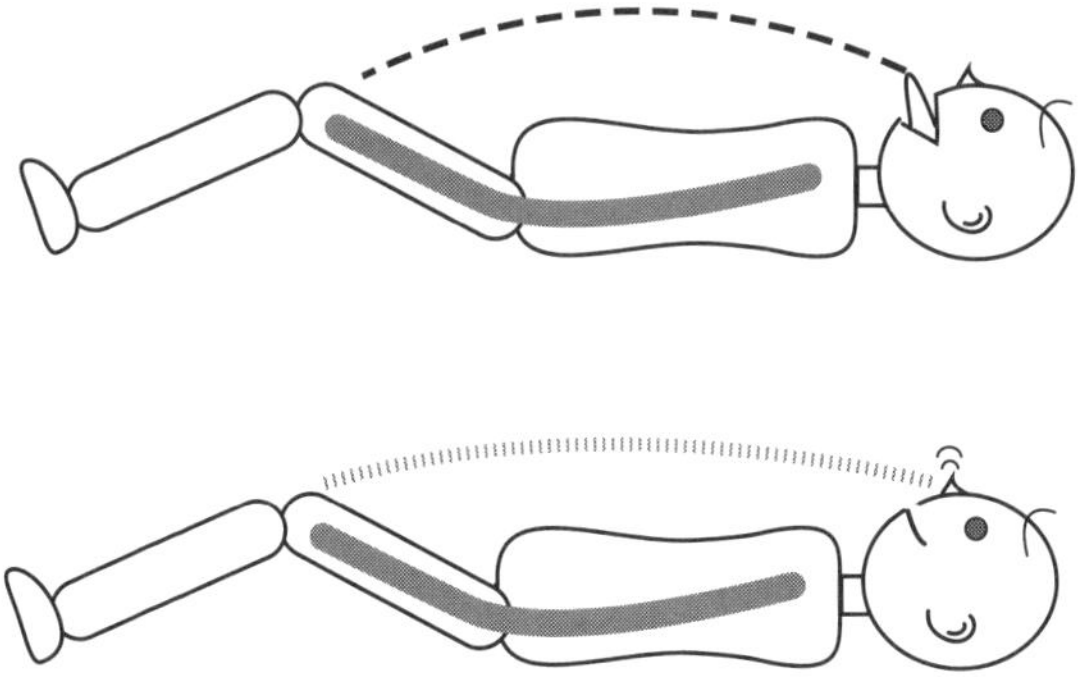

かというとお腹より背骨全体の伸びやかさと連動性が感じられるのではないでしょうか。これは、5章の「匂うことで正中線を通す」で紹介した、鼻の奥の骨（篩骨）が背骨全体を通って尻尾の骨まで膜で繋がっているという話に関係しています。

膝の動きに知覚を意図的に連動させることで動きが滑らかになるという体験は、みなさんにとってセンセーショナルなものだったかもしれません。これは勿論あらゆる動きの中で応用できるので、日常やスポーツの動きの中で是非お試し下さい。

◎「振り返る」動きに知覚を連動させる！

「エルボナッジ」と「ニーアップ」はやや特殊な動きで、あまりなじみがないと感じた方もいるとおもいますので、最後により日常的である「振り返る」という動きに知覚を連動させる方法を紹介します。

まず何も意識せずに、ただ後ろを振り返るという動きを行って下さい。この時、「動きがスムースかどうか？」、「身体のどこに緊張があるか？」、「どの範囲まで無理なく動けるか？」などを感覚として覚えておいて下さい。そしてこの動きに知覚を連動させていきます。ポイントは筋肉の動きよりも知覚が先行して、動きを導くようなイメージで行います。先程のエルボナッジと同じですね。

EX

まずは目を使ってみましょう。振り返ろうとする空間側に視線を持っていって下さい。両目の動きに引っ張られるようにして、頭が回転していきます。

振り返る側の耳を、両目で見るようなイメージを持つと、スムースに

目を使った振り返る動き

振り返る側の耳を両目で見るようなイメージをすると、視線の動きに身体が導かれるようにして、振り返る動きが起こる。

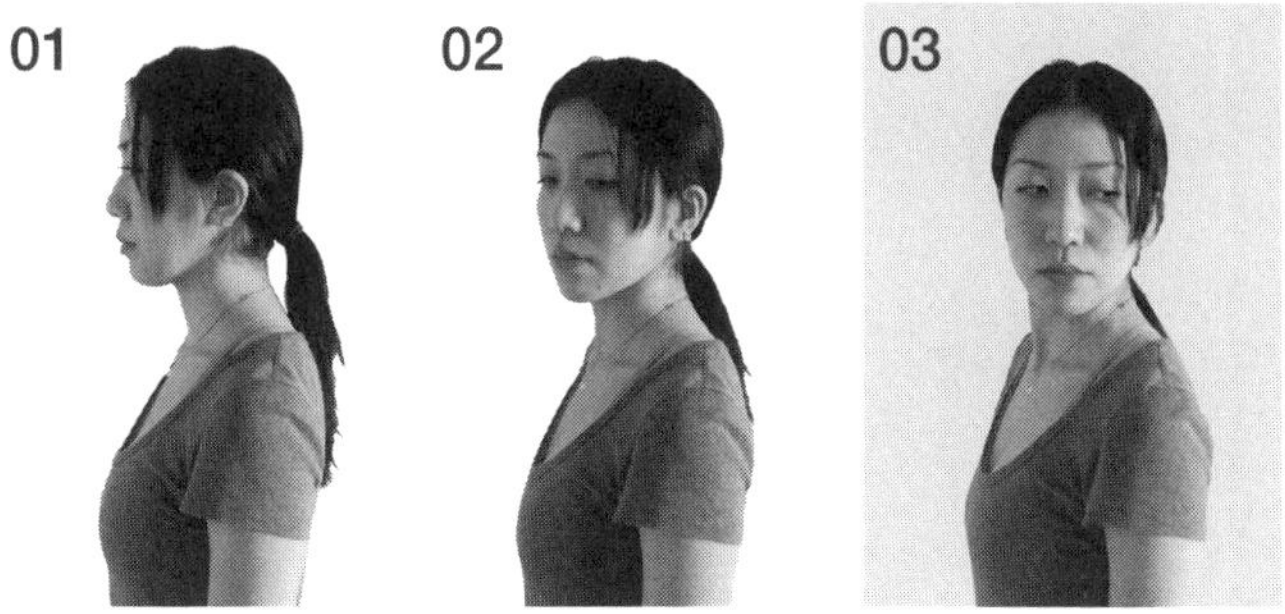

行えます。無理なく回転できるところまできたら、一旦視線を外して正面に戻り、もう一度行って下さい。数回繰り返してこの動きになじんできたら、今度は視線を意識しないで振り返る動きを行って下さい。身体の動きに自然に視線が連動しているのに気づくはずです。

EX

次は、耳を使います。振り返ろうとする空間側にある音が耳に入ってくるイメージを持って、振り返る動きを行います。後は目の時

耳を使った振り返る動き

振り返る側の空間にある音が耳に入ってくるイメージをすると、耳の動きに身体が導かれるようにして、振り返る動きが起こる。目を使った動きとの違いを確認してみよう。

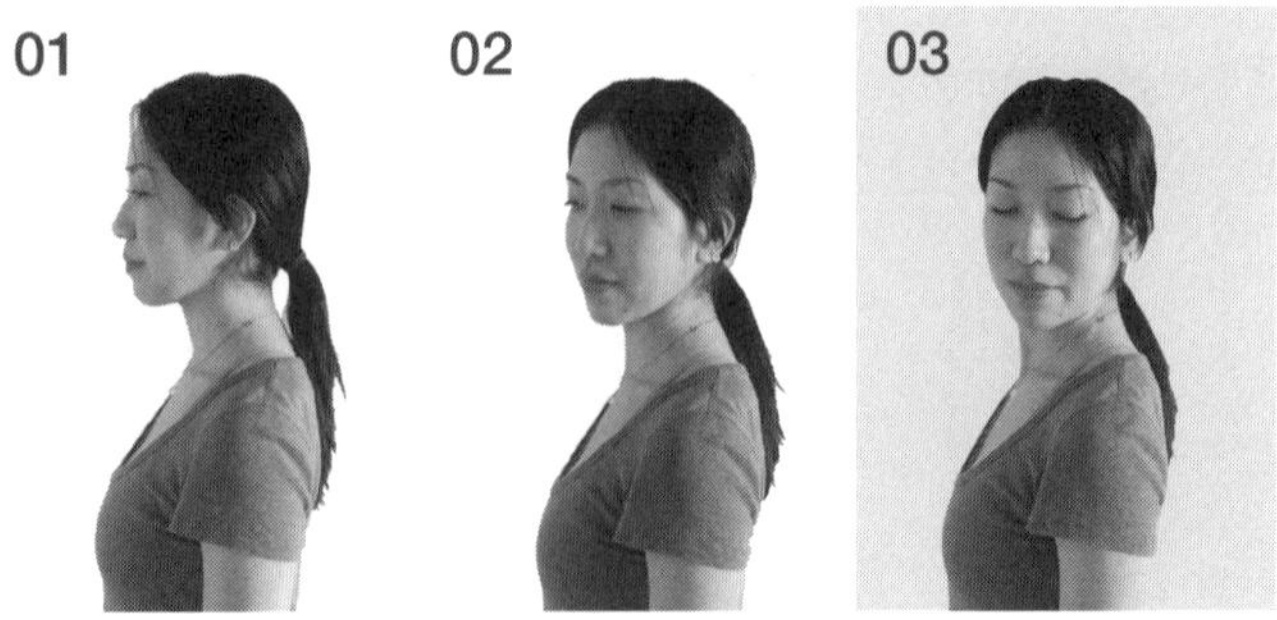
01 02 03

と同様です。

そして口を使う場合は、舌を少し出して振り返る側にある耳に舌を伸ばしていくようなイメージで、鼻を使う場合は振り返る側の耳近くの空間にある空気を鼻で吸うイメージで動きを行って下さい。

どの知覚を連動させるかによって、動きの質感が異なるのを感じることができるはずです。あなたはどの知覚を使うことで動きの質を改善させることができましたか？　実はそこに動きの制限を作っている要因があ

舌を使った振り返る動き

振り返る側の耳に舌を伸ばすようなイメージをすると、舌の動きに身体が導かれるようにして、振り返る動きが起こる。目や耳を使った動きとの違いを確認してみよう。

01

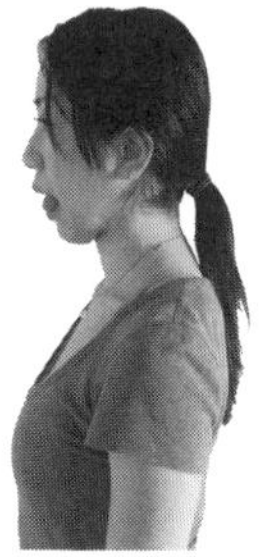

02

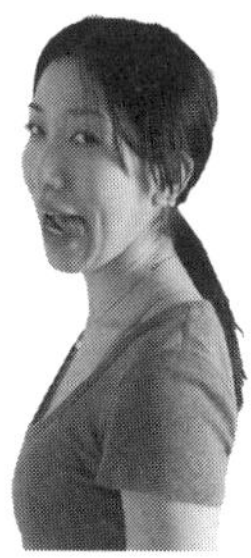

03

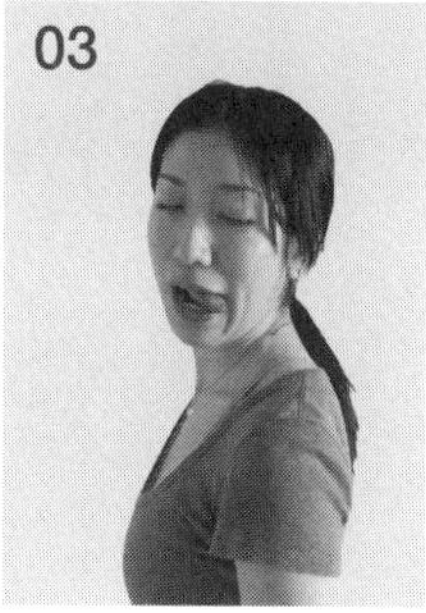

り、また逆に言えば可能性が一番たくさん眠っているとも言えるわけです。

◎自然な動きとは

この章では知覚と身体の動きの関係を体験していただきました。知覚を意図的に使うことで動きがスムースになったことに驚いたのではないでしょうか？　日常生活や武道の稽古・スポーツの動きの中で知覚を意図的に使う方法のヒントが得られたとおもいます。また普段いかに知覚を閉ざしていて、そのことで身体の

知覚を開き、動きの可能性を拡げる

知覚を開くことでコアが意識しやすくなり、自然で楽な動きが可能になる。知覚を閉ざしたままで、コアから動くのは難しい。

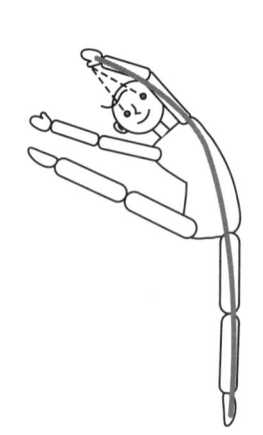

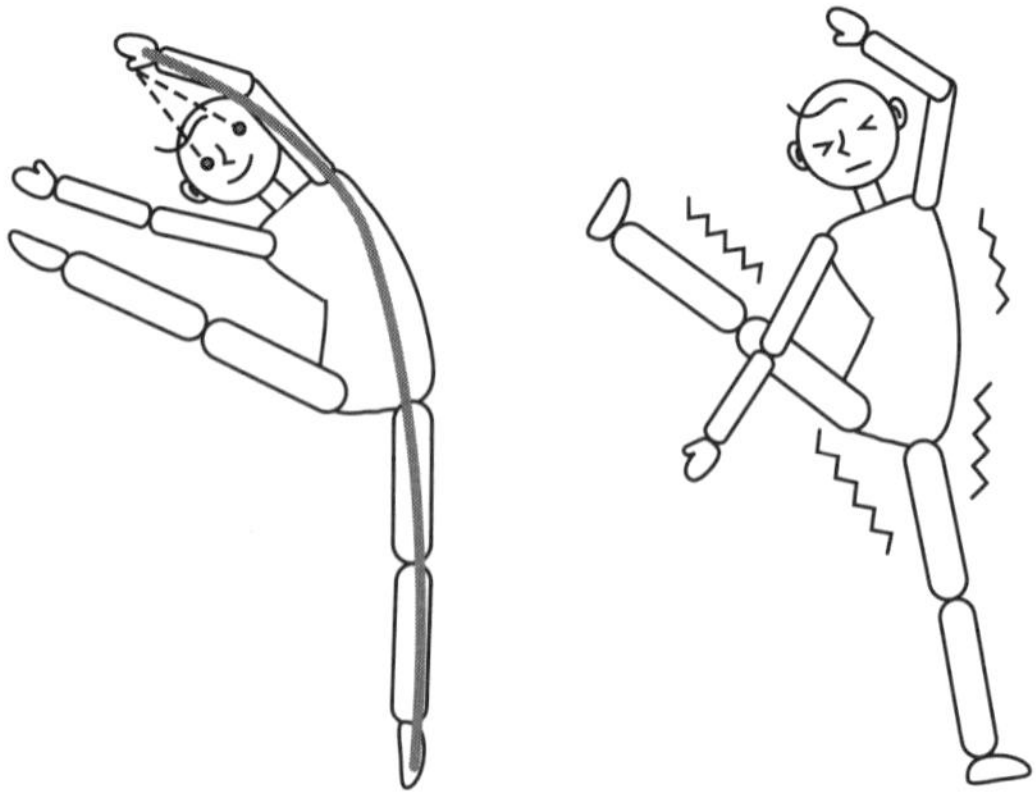

内側を無意識に緊張させて動きに制限をかけていたかということも実感できたはずです。

　動きの原則として「コアを使う」のが大事だということは、すでにみなさんご存知でそれを意識しようとしたことがあるはずです。ところが自分の身体の内側に意識を集中すればするほど身体が緊張してしまい、コアがかえって使えなくなったことは無いでしょうか？　動きは外の世界に対する反応として起こるものなので、外の世界に対する知覚が開かれていないとうまくいきません。先程のニーアップの動きで、ただ機械

自然な動きを引き出すためのチェックポイント

目：視線の動きで空間と身体を調和させる。　鼻：鼻筋を通したり、匂いを嗅ぐことで、正中線を通す。　口：舌の動きでコア（内臓）からの動きを引き出す。　耳：聴覚を活性化することで、内部感覚と繋がったまま動きやすくなる。

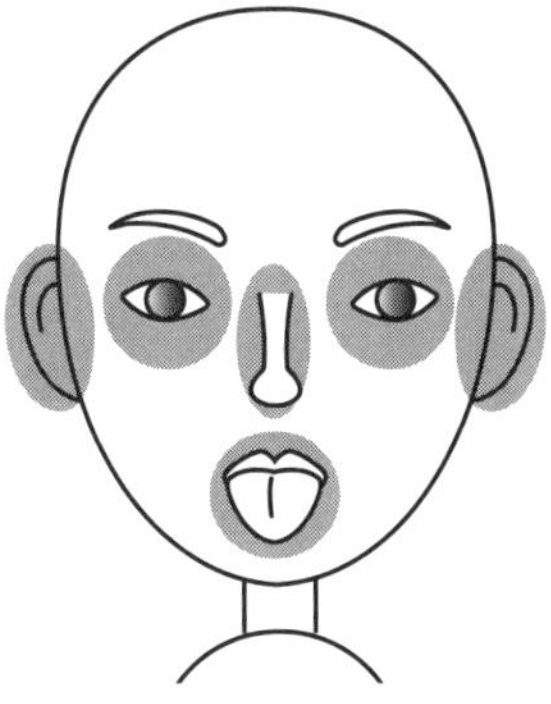

的に膝を上げようとした時と、膝のお皿を舐めるつもりで舌を伸ばして自然に膝が浮き上がってきた時の動きの感覚の違いを思い出して下さい。内部感覚にとどまりながらも、外の世界に自分の感覚が開いていく時に起きる自然で本能的な動き、それこそが「ホームポジションから生まれる自然な動き」なのです。身体の感覚だけに集中して動きがうまくいかない時には、ぜひ首から上をチェックしてそこに残されている可能性に目を向けてみて下さい。これまでうまくいかなかった動きの解決のヒントがそこにあるはずです。

この章のポイント

・「目、鼻、口、耳」を意図して使うことで、身体の動きがスムースになる
・知覚を開くことで、身体の深層（コア）からの動きが引き出される
・動きに連動させる感覚器官のポイント

①視線をつける
②耳を澄ませるイメージ
③舌を伸ばす（舐めるイメージをする）
④鼻先を向ける（匂うイメージをする）

Colunm《コラム》

＊「重力を感じて脳を活性化する」＊

我々が地球上で、楽で自由になるためには、重力とうまく調和して動くことが大事です。重力は内耳の平衡器官により感知され、このセンサーが活性化することで脳神経系の機能が高まり、身体のバランスが改善することが知られています。ボディワークでは、このセンサーを活性化するために、「身体の中にぶら下げを感じる」イメージが使われます。

例えば、「頭蓋骨から仙骨がぶら下がる」（01）、「口から、ソーセージのように消化器官がぶら下がる」（02）などのイメージが有効で、紐に何かをぶら下げたものを、実際に手に持つという方法もあります（03）。ぶら下がりを感じたまま動いてみると、力が抜けていながら外からの情報に対して鋭敏になった身体の感覚を味わうことができます。日常生活やスポーツの動きの中で是非試してみて下さい。

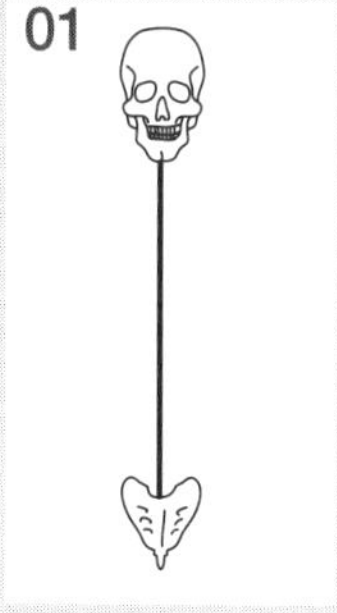
01

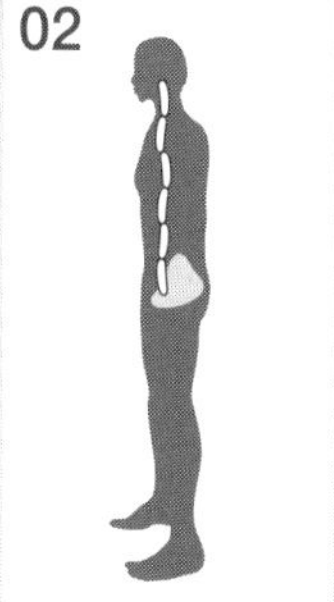
02

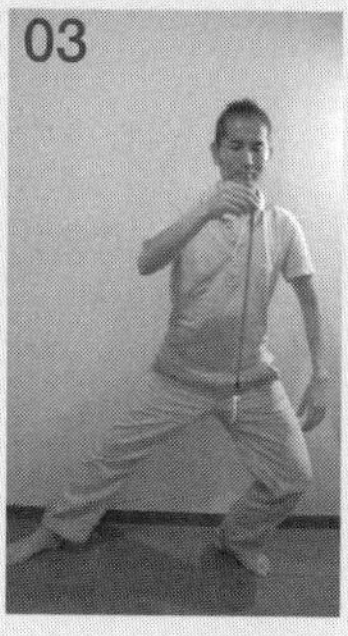
03

第七章

身体の内部感覚を深める

〜筋肉編

ここまでは、身体の中で盲点になっている「目鼻口耳」を使うことで、身体の状態と動きを変える方法を紹介してきました。ここからは改めて身体そのものを意識する方法について、身体を「筋肉」、「筋膜」、「皮膚」の三つに分けて説明していきます。まず本章では「筋肉」、8章で「筋膜」、9章で「皮膚」をとりあげて、それぞれを意識することで身体を有効に使う方法をご紹介しましょう。

◎筋肉を意識する

第1章では、「良い姿勢や動きのためには、身体を意識することが大切」と述べました。この場合に限らず「身体」とは、具体的には身体の中にある「筋肉」を指していることが多いので、まずは「筋肉を意識する」というテーマから話を進めていきます。

さて、第1章では、「身体を意識しようとする際に過剰に緊張してしまうことが問題である」と説明しました。実はここで過剰に緊張しているのが「筋肉」なのです。筋肉は脳神経システムにより制御されているので、過剰な緊張はこの脳の神経システムがうまく働いていないことが原因だと考えられます。

そのことをわかりやすくするために、ここではエアコンを例にして説明してみましょう。

エアコンは室温を感知する「センサー」からの「入力」と部屋に風を送る「コントローラー（エアコンの場合は送風装置）」への「出力」のバランスがとれて部屋を快適な温度にしています。もしセンサーが無かったり壊れていたら、室温とは無関係に風が送られるので、いくら強力なコントローラーがあっても役に立ちません。正し

筋肉を意識するとは？

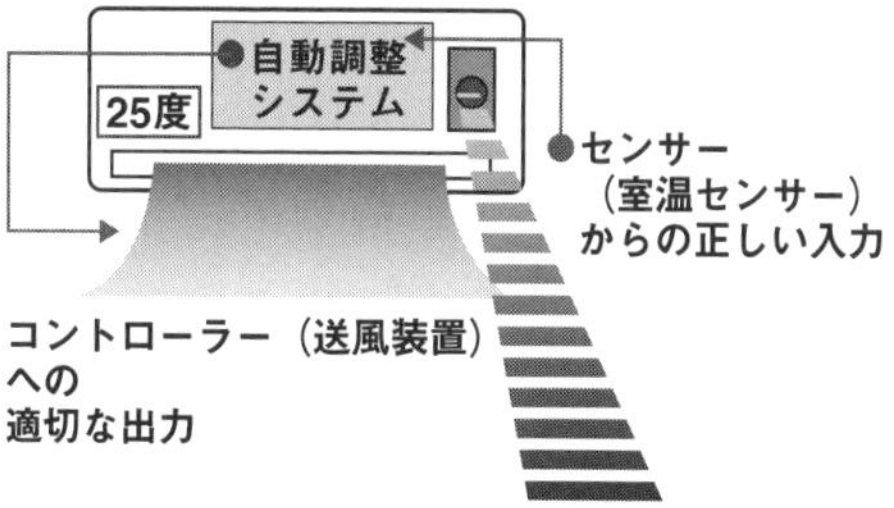

「筋肉を意識する」とは、センサー（筋紡錘）のスイッチを入れること。センサーが適切に働かないと、室温センサーの壊れたエアコン同様、筋肉はうまく動くことができないのだ。

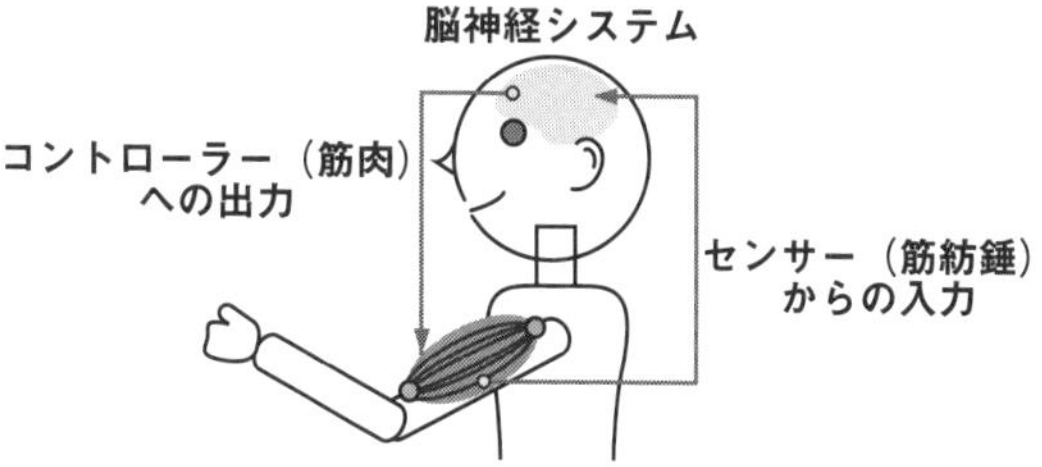

くコントローラーが動くためには、センサーが適切に働いていることが前提です。

このシステムを筋肉にあてはめて考えてみましょう。第1章で「身体を意識するとは、ただあるがままの身体の状態を観察すること」と説明しました。実は「身体を意識する」というのは、筋肉のセンサー（筋肉の伸び縮みを感知する感覚器官。筋紡錘と呼ばれる）のスイッチを入れることなのです。ところが、コントローラーのスイッチを入れて筋肉を過剰に収縮させてしまっていることが少なくありません。そのため筋肉のセンサーが適切に働くことなく、必要以上に筋肉を収縮させ緊張をつくり身体を不自由にしてしまいます。特に筋トレを行う時のように、筋肉の充実感を求めるとどうしてもコントロール過剰になります。武道やスポーツなどを長く続けていて、姿勢にも気をつけているのに「うまくいかない」と感じている人はこの「センサーとコントローラーのバランス」が崩れているのかもしれません。

「意識するとはセンサーを適切に活性化させること」というベースの部分がしっかりしていないと、せっかくの身体への意識も逆効果となってしまう可能性があるのです。では「筋肉のセンサーを活性化する」とはどんな感覚なのでしょうか？　さっそく体験してみましょう。

EX

まずいすに座って片手を同じ側の太腿の上に置いて全体を軽く掴むように触れてください。太腿の筋肉がそこにあることを感じてそのまま何もしないで1分間ほど待ちます。

手を離したとき手を乗せていた部分が、もう片方の太腿とは違う感覚になっているのに気づくはずです。これが太腿の筋肉のセンサーが活性化した状態です。

筋肉センサーを活性化させるエクササイズ

太腿の上に手を置いて、全体を軽く掴むようにして触れて、しばらく待つと太腿の感覚が変化する。筋肉の存在を感じることで筋肉センサーが活性化し、筋肉は自然に反応するのだ。

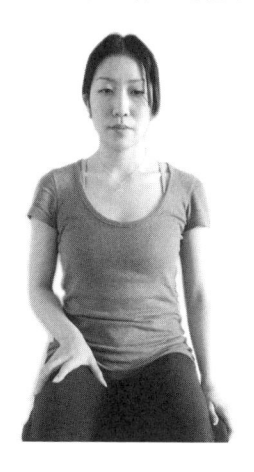

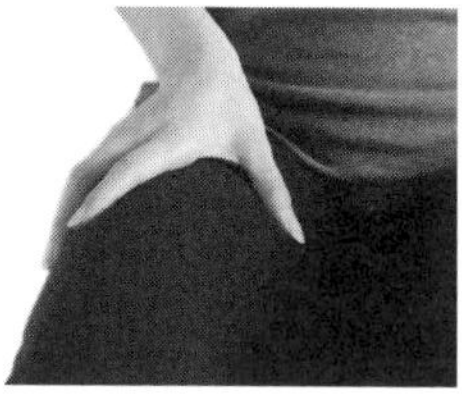

手を乗せていた部分の筋肉が緩んでいるかもしれないし、逆に張りが出てきているかもしれません。あるいは、股関節を開くような動きが自然に起こっているかもしれません。これらはいずれも脳神経システムの中で自動的に起こった反応です。意識してコントロールしたわけではなく、センサーが活性化したことで筋肉が最適で自然な反応を起こしたのです。詳細はこれから説明しますが、まずはこの感覚をよく覚えておいて下さい。

◎マッサージを受けてもすぐに身体が戻ってしまうのはなぜ?

筋肉を意識するとは「筋肉のセンサーを活性化する」ことで、具体的には「活性化させたい部分にただ注意を向ける」ということは体感頂けたでしょうか? この際に大事なことは、余計なことをしないで「ただあるがままを観察する」ということです。「緩めよう」という意識ですら不必要なコントロールとなり、センサーを鈍らせてしまう可能性があることに注意して下さい。緩んだり緊張したりするのはあくまでセンサーが判断した結果として起こることなのです。では観察していればそれで良いのでしょうか？　実はそれではシステム的には、入力だけがあって出力が無い状態です。もう少し細かく言うと入力から出力への「つなぎ目」が不十分であるということです。

身体が自由になるためには、現在の身体がどうなっているか、例えば緊張がどこにあるか、ということに気づくことがもちろん前提になります。しかし、緊張に気づいても反応できずそのまま固まっていたり、あるいは緊張を解こう

筋肉センサーから筋肉への「つなぎ目」が大事！

01 内部感覚からの情報に対して、身体が自然に反応できるためには、センサー（筋紡錘）からの入力の経路とコントローラー（筋肉）への出力の経路を結ぶ脳神経系のプロセス「つなぎ目」が必要。
02 ホールディング（身構えによる緊張）がつなぎ目をブロックして、情報に反応できなくなってしまっている。例えば、筋肉が過剰に緊張しても、その情報に反応できず、緊張を緩めることができない。

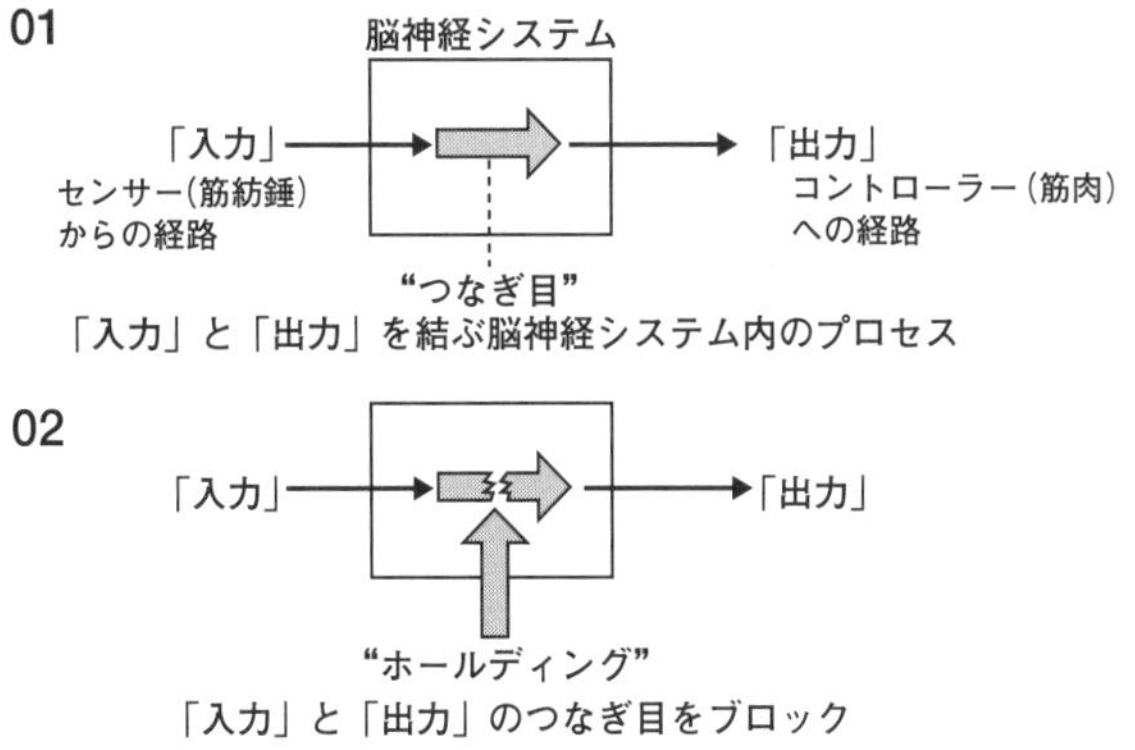

とする努力が緊張を上乗せしてさらに固まってしまったりすることがあります。これをボディワークでは「ホールディング」と呼びます。

外の世界と関わって生きていくうえで緊張すること自体は悪いことではなく、場合によっては不可欠なことです。当然ですが危険な状況では筋肉を緊張させて身構える必要があります。

問題は必要の無い状況でも筋肉を緊張させて身体を固めてしまうことです。例えば身体を緩めようとストレッチをしているにもかかわらず、「伸ばそう！」と頑張るあまり逆に身体全体を緊張させているようなことはありませんか？　身体を動かそうと意図した時点で「肩をいからせる」、「脚で踏ん張んばる」などの身構えるような緊張を起こしてしまうわけです。この緊張が「ホールディング」です。またこうした緊張のパターンは普段のその人の姿勢にも表れます。

では、なぜこのようなことが起こるのでしょうか。「安定を保つためには、身体は動いてはいけない」という思い込みがホールディングをつくっていると考えることができます。その思い込みは、長時間じっと座らされている学校教育や社会生活のなかで身につけさせられたものかもしれません。

このホールディングが習慣化したものが「身体の癖」といってもよいでしょう。ボディーワークやマッサージなどの施術を受けて身体が緩んでも、しばらくするとまた元に戻ってしまうのはパターン化したホールディングが原因なのです。ではホールディングを解くにはどのようにすればよいでしょうか？　大きく分けて二つの解決策があります。

まず一つ目は「解剖学的に正しい動きを学ぶこと」です。「股関節から動く」、「お腹から脚がぶら下がるように歩く」などボディワー

身構えることで、動きが鈍る「ホールディング」

身体を動かそうと意図した時に起こる身構えるような緊張を「ホールディング」と呼ぶ。これは身体の自然で柔軟な動きを妨げる。電車の中で身体を安定させようと踏ん張って立っていると、揺れに対応できず姿勢を崩してしまうのがその例である。

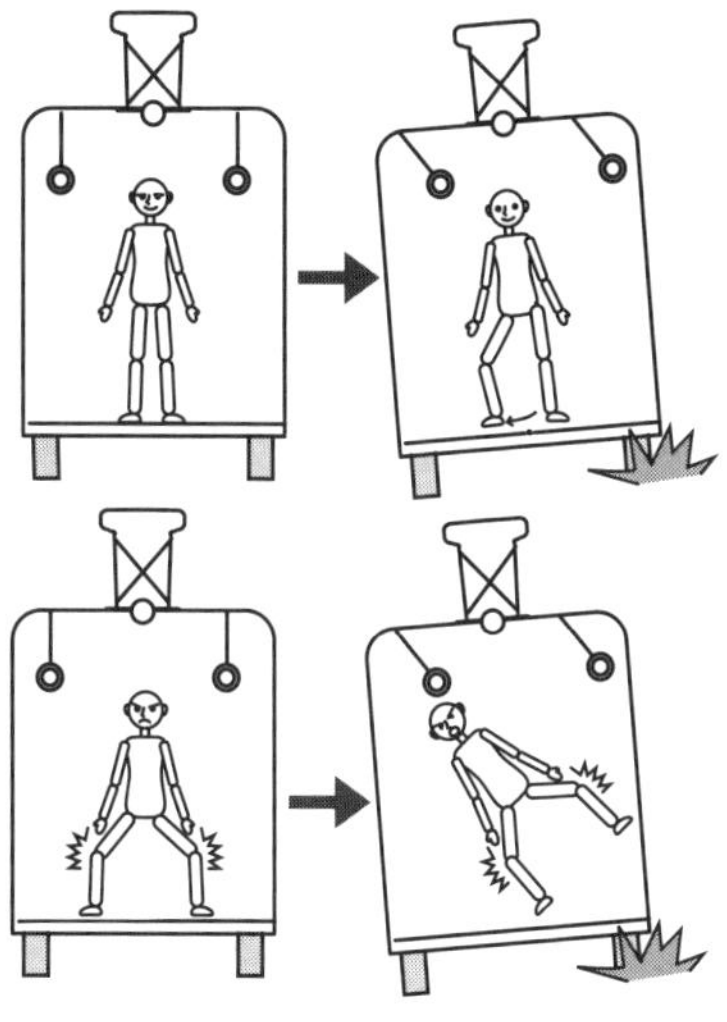

クや身体トレーニングの中で伝えられている身体に対する教育です。身体に対する先入観や誤った思い込みが制限をつくり、ホールディングの原因になっている可能性があるので、それを再教育して直していく必要があるわけです。しかし、身体の再教育には三つの難しい点があります。

一点目は、正しい知識を得ても、ずっとそれを意識し続けるのが難しいことです。「股関節から動く」ことを意識すれば身体は楽になります。ただ24時間いつもそれを意識し続けることはできません。もちろん繰り返しているうちにだんだん自然になってくることはあるかもしれませんが時間がかかります。

二点目は、感覚を伝えるのが難しいことです。「お腹を引き上げるような感じで」と言われても、やっていることは人によって全然違っていたりします。身体の感覚を伝えるのは難しく、学んだ方も正しくできているということに確信が持てるまでにはやはり時間がかかってしまいます。

三点目は、身体を意識することで緊張を上乗せしてしまうことです。肩の力を抜こうとしてかえって緊張してしまったことはありませんか？　ホールディングのパターンを解こうとして、また別の形でホールディングを上乗せしてしまうというジレンマです。

身体に関する正しい知識を学び、それを意識して身体を再教育していくことは重要です。ただしこれには時間がかかるし、いろいろなことを考えすぎてかえって身体が窮屈になり、自然な姿勢や動きから離れていってしまうという側面もあるわけです。また外から正しいと言われる知識を持ってきてそれをあてはめようとしても、ホールディングが形成された個々人の身体の歴史の多様性には対応できないのです。いまあるホールディングのパターンを解体して、元来あった自然な身体を取り戻すには「解剖学的に正しい動きを学ぶ」というやり方に加えて、別のアイデアが必要なのです。それが二つ目のアイデアである「身体に問いかける」という方法です。

◎「身体に問いかけて」ホールディングを解く

ホールディングで、筋肉をコントロールする脳神経システムの「入力」から、「出力」への「つなぎ目」の機能が低下することはわかったでしょうか？　身体を意識することで「入力」のセンサーを高め、トレーニングすることで「出力」である動きの強さや精度を改善させることはできます。では身体を意識しながらトレーニングすればホールディングが解かれて「つなぎ目」の機能も改善するかというと実はそれだけではうまくいかない部分があります。

「つなぎ目」は本来身体の中に自然に備わっている機能なので、意識やトレーニングなどの努力で新たに身につけられるものではありません。またコントロールを強めることは勿論、センサーを高めることで逆にホールディングを強くしてしまう可能性があるというジレンマもあります。ではホールディングを解くにはどうすれば良いのでしょうか？　これを解決するには「身体（筋肉）に教えてもらう」しかありません。こういうと単なる心がけの話に聞こえるかもしれませんが、ここではそのやり方を具体的に説明したいとおもいます。

まず、ホールディングのある箇所を含めて身体全体のセンサーを高めることが最初のステップになります。ともすると部分的な箇所にのみ意識が向いてしまうので、慣れるまでは全体をみるということにかなり自覚的になって行う必要があります。３６０度全方向からいまある身体の状態をただ観察してください。次に、それを「出力」

である動きに移すところで身体に2つの問いかけをします。

一つ目は「もしそこ（ホールディングがある場所）が自由に動けるとしたら身体はどんな風に動きたいか？」という問いです。大事なのは分析的な判断を介入させずただ身体に問いかけるということです。

二つ目は「そこ（ホールディングがある場所）が自由に動けるために、身体のほかの部位はどのように協力できるか？」です。これは非常に大事なポイントです。理由はこうした制限は、そこだけで起こっているのではなく必ず他の

360度、自分のカラダを観察する

大事なことは現在の状況を「みる」こと。「ここが緊張しているから緩めよう」と判断せず、「ここに緊張があるなぁ」という程度に留める。それができたら、次は「ここが自由ならどんな風に動きたいだろう？」という問いかけへ変化させる。

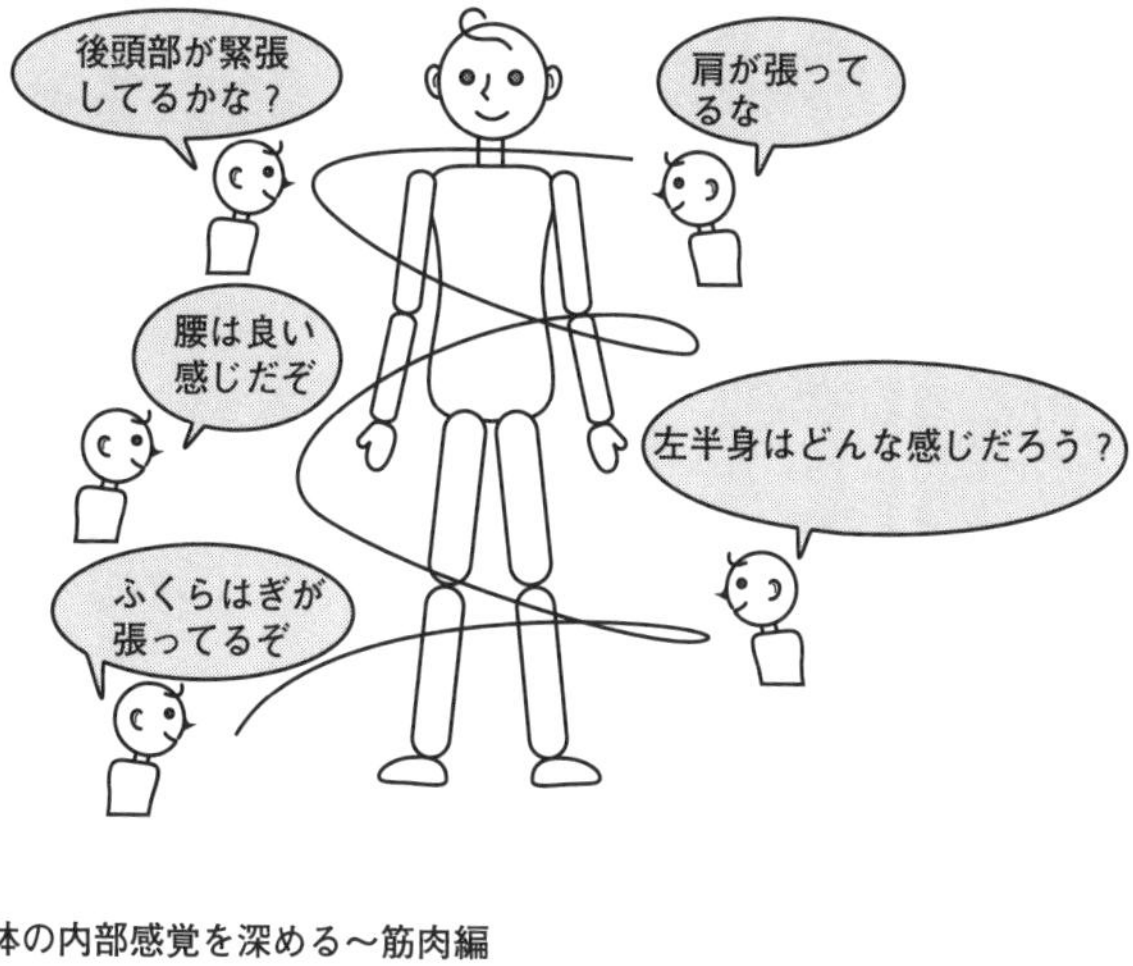

後頭部が緊張してるかな？
肩が張ってるな
腰は良い感じだぞ
左半身はどんな感じだろう？
ふくらはぎが張ってるぞ

部位と繋がっているからです。むしろ自分ではまったく意識していなかった部位が制限のより大きな原因となっていることのほうが多いぐらいです。

一連の流れを「肩が緊張している」という状況を例にとってみてみましょう。

EX

まず緊張のある肩を含めて身体全体の状態を観察します。どうしても違和感のある肩だけに意識が向きがちですが、その他の部分も一つ一つ丁寧にみてください。ホールディ

身体に問いかけて緊張を解く

01 まずは身体全体の状態を観察する。02 次に緊張のある部位に手を置いて、「そこが自由になるとしたら、身体はどんな風に動きたいか？」と問いかけて、身体の反応を待つ。03 緊張がある場所、あるいは全く別の場所が動き出すかもしれないが、身体が動きたいように動くのをただ観察する。プロセスが進むにつれて緊張が解放される。

01
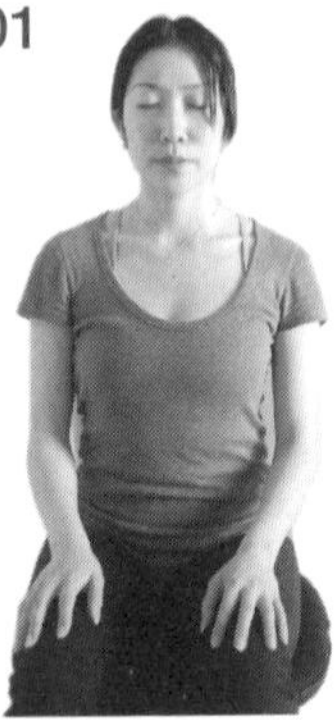
02
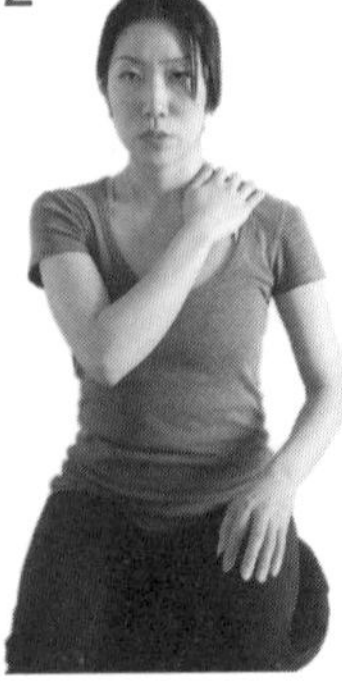
03
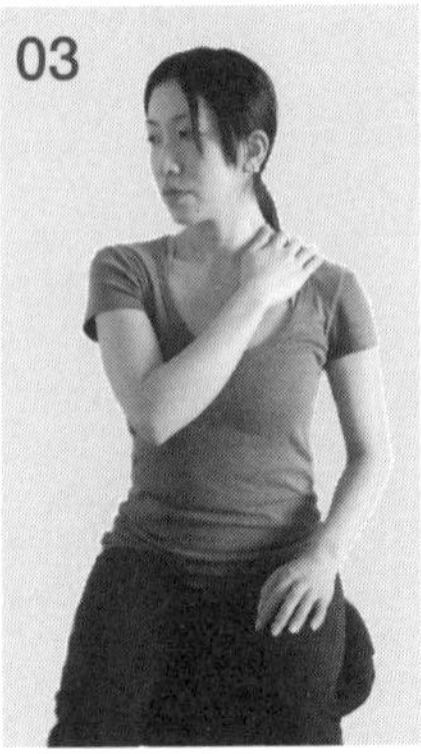

ングの根っこになっているところは無感覚になっていることが多いので、普段あまり感覚が無いところもしっかり観察してみることが重要です。ただあまり内部に入り込み過ぎないで、少し離れたところから淡々とみるとうまくいきます。「肩の緊張をなんとかしたい」という気持ちがあったとしたら、その感情ごと淡々とみて、それに巻き込まれないようにすることが大事です。

次に先ほどの問いかけをします。「肩が自由になるとしたら、身体はどんな風に動きたいか？」　頭ではなく、ただ身体に問いかけて身体が反応することで答えてくれるのをひたすら待ちます。緊張している部分がぴくぴくする、肩をすくめるような動きが出る、あるいは腕を上げるような動きが自然と出てくるかもしれません。このとき注意するのは、「動きが出てきてもセンサーの感度は低下させない」ということです。動きが起こると、感じることを忘れてつい動きをコントロールするモードになりがちです。センサーのスイッチを入れたまま動くには第6章で紹介したように、外から見てもわからないぐらいゆっくりと丁寧に味わうように動くとうまくいきます。

そしてもう一つの問いかけ「肩が自由になるために身体の他の部位はどん

な風に協力できるか？」を行います。

例えば、胸の深いところにある強い緊張の代わりに肩が緊張している場合がありま す。まさに「肩代わり」という言葉通りで、肩は他の部分の緊張の代償となっていることがよくあるのです。こうした場合に肩だけをみていても緊張が解けることはありません。思い込みや先入観を一旦横に置いて、ただ身体に問いかけてみてください。他の部分との関わりを視野に入れて問いかけることで、身体は胸の緊張を解くための動きをみせてくれます。これは頭で考えても得られる答えではなく、身体にきいて初めて気づけることなのです。思いがけない部分が関係していることに驚くことがありますが、身体は必ず適確な答えをくれます。身体全体を視野にいれることで、ホールディングは初めて解かれることになります。

◎動きを「許す」感覚

ホールディングが解けて、得られた感覚の「入力」が、動きの「出力」として自由に表現されると大きな解放感が得られます。またこれまでいかに身体が自由に反応することに「制限をかけてきた」、あるいはもっと強い表現をすると「禁止してきた」かに気づくことになるとおもいます。これを外すためのアプローチとしては「身体を許す」という感覚がとても有効です。ボディワークでは「allow（許す）」という言葉を身体に対してよく使います。「動いてはいけない」という制限の呪縛から、身体が自由に動くことを「許して」あげて欲しいのです。私はロルフィングの先生であるキャロル・アグネセン氏に、「許す」という言葉が身体を深いところから解放させ、未知の自由な動きへと導く大きなパワーを持っていることを教えてもらいました。みなさんにもこの感覚を是非体験してもらいたいとおもいます。

EX

最初に、静止して立っている状態からいつも通りに歩き出してください。この時静止しているところから、動きが起こる瞬間に何が起こっているかを注意深く観察します。次に、静止した状態に戻って「身体全体に歩き出すことを許す」という感覚を持ってください。何もしないでしばらく待っていると、身体の中から動きの衝動が起こります。「足裏で地面を押す」、

「お腹の中が伸びる」あるいは、「膝が前に出てくる」などさまざまな感覚が起こる可能性があります。

歩くということを許した結果、自分の身体に起こる動きの衝動を丁寧にみてあげてください。そしてそれを十分感じたら、その衝動が起こるがままに歩き出してください。最初に行った普段の歩き出しとは違う感覚だったとおもいます。

もう一度普段の歩き出しをやってみるとその違いがさら

ぎくしゃくした、「許し」のない歩き

「歩こう！」と身体をコントロールしているためどこかぎこちなく、身体のなかに「歩こう」と働いている筋肉と「留まろう」とする筋肉がぶつかり合っている。

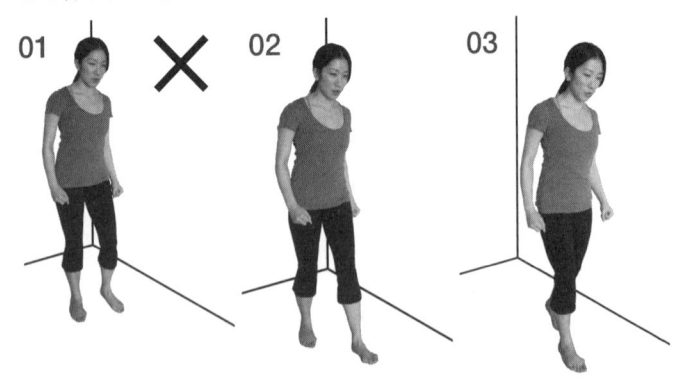

に明確に確認できます。

普段自然に歩いているようで、様々な緊張を身体につくっているのに気づいたでしょうか？　前へ進もうとしているのに、身体のある部分では後ろへ引きとめようとブレーキをかけていたりします。これが先ほど述べたホールディングです。特に腕に注目してください。人間は直立して構造的に腕が自由になったにもかかわらず、その自由さが十分に許されていないことが多いため、ホールディングが強く起こりやすい場所なのです。

スムースな「許し」のある歩き

身体に対してコントロールではなく、歩くことを「許す」。身体のなかに沸き上がってくる歩く衝動が生まれるのを感じ、そのままに動く。全身が一体となって歩いている感覚が得られるはずだ。

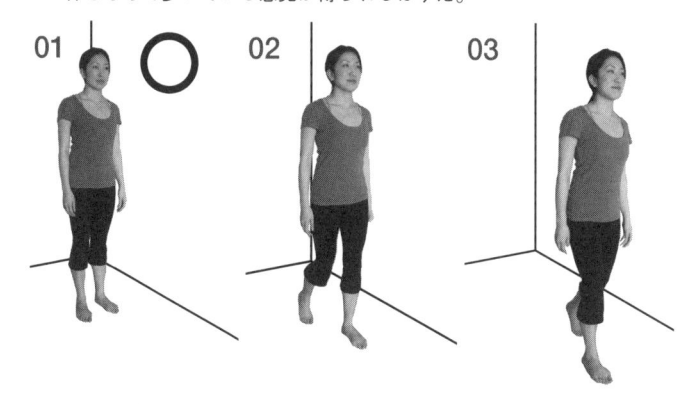

そして身体の中にある様々なホールディングに気づいたら、それも含めて身体全体に「歩き出す」ことを許すという感覚を持ってみて、動きが起こったらそのましばらく歩いてみてください。身体が歪んで左右がアンバランスだったりするかもしれませんが、いつもとは違う動きの感覚を楽しみながら歩き続けてください。しばらくすると、自分でも驚くほどに楽で自然に歩いていることに気づくとおもいます。この感覚は「正しく歩く」というコントロール主導の方法では決して得られない感覚です。また「身体を許す」という感覚は、身体（筋肉）の持つ自然な動きの可能性を引き出します。

例えば「開脚前屈の動き」でそれを確認してみましょう。

股関節の柔軟性が十分でない場合、開脚したときに骨盤が後傾することがあります。この時できるだけ骨盤をまっすぐ立てる、あるいは前傾させようと努力している姿を見ることがあります。しかし、その努力は身体に過剰な緊張を引き起こし、開脚の姿勢が「頑張らないとできないもの」になり、本来の目的である、柔軟性の向上という効果が得られなくなってしまうのです。ここでは、「骨盤が動きたいように動くことを許す」という感覚で開脚の姿勢が自然で楽に行えるようになる方法を紹介します。

EX

まず、自分が楽にできる範囲で、床に手をついて開脚の姿勢をとってください。この時、身体全体ができるだけゆったりしていることを確認してください。膝が曲がっていたり、姿勢が多少崩れていても構いません。特に、頭から背骨全体が一つながりになって、ゆったりしていることをイメージして下さい。次に、「骨盤が床の上で安心してゆったりして、動きたいように動くことを許す」という感覚を身体に投げかけて、身体全

床の上での開脚による骨盤の後傾

股関節の柔軟性が十分でない場合、開脚して床の上に座るだけで骨盤が後傾することがある。この時、頑張って骨盤を立てたり前傾させようとすると、身体全体が緊張して、柔軟体操としては逆効果となってしまう。

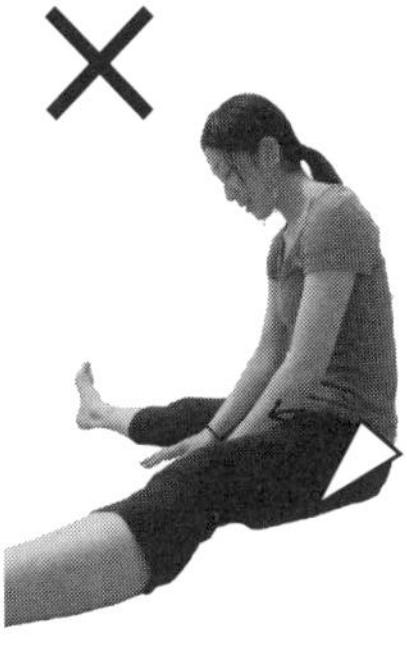

体を観察しながら、ただ何もしないで待っていてください。

しばらくすると、骨盤がゆっくりと後ろに傾いてきます。それと同時に下腹の深いところにある筋肉が伸ばされてくることに気づくとおもいます。これは、普段ほとんど意識されることなく、硬縮してしまっている筋肉です。後傾がさらに進むと、下腹の筋肉と繋がるようにして内腿の筋肉が伸びてきます。この繋がりを感じられたら、その感覚を持ち続けたまま、股関節を外に回して両脚を少し拡げるようにしてください。

「許す」感覚による開脚前屈のエクササイズ

01 床の上で、骨盤を自由にして「骨盤が後傾することを許す」という感覚を持つ。02 骨盤が後傾すると同時に、下腹と内腿の筋肉が繋がりながら伸ばされるのを感じる。03 その繋がりを感じたまま、股関節を外に回して両脚を広げると、自然に骨盤が立ち上がり前傾する。

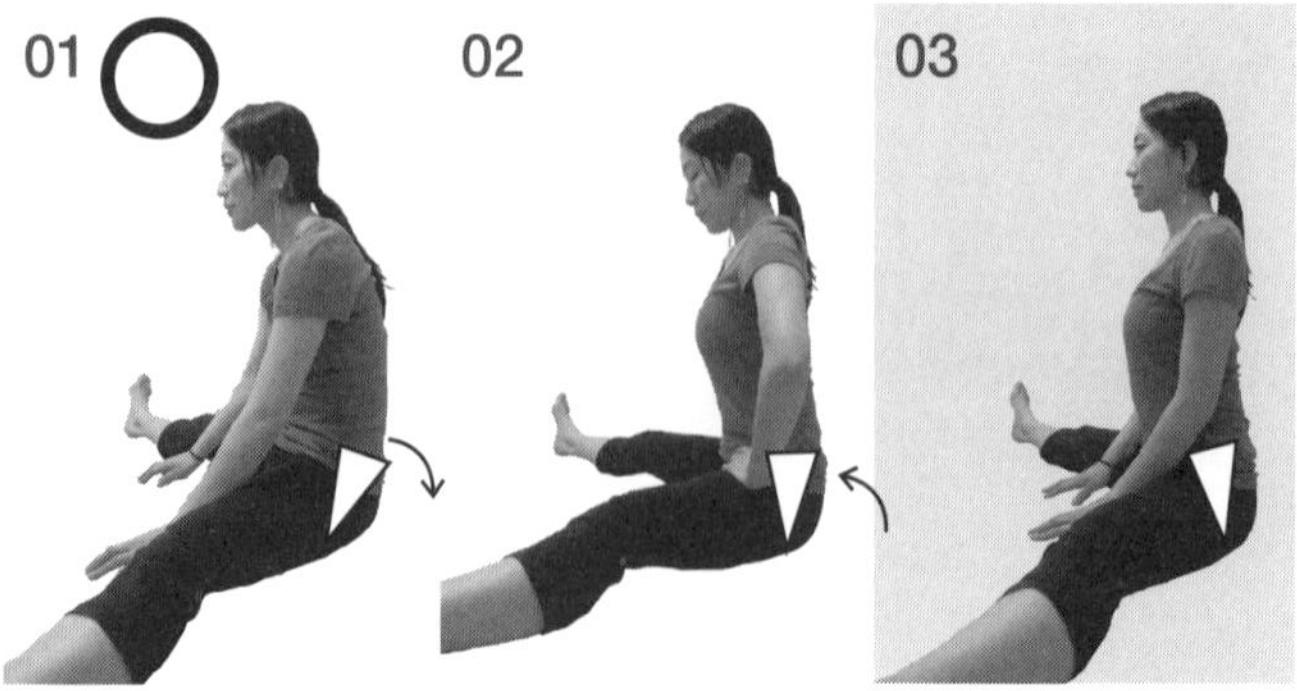

そうすると脚が外に開いていく力に導かれるようにして、骨盤が自然に立ち上がります。両脚をさらに拡げると、骨盤は前傾します。このように、開脚前屈の前屈とは、開脚の結果自然に起こる動きなのです。それを、身体で実感するには、柔軟性が十分でない状態で、開脚の姿勢になろうとしたとき起こる「骨盤の後傾」という身体の自然な反応を許して、それをプロセスさせてあげることが必要なのです。この感覚は、その他の様々なストレッチやヨガ、ダンス、武道などのエクササイズにおいても応用できます。

「許す」感覚による姿勢維持

「許す」感覚は動きだけでなく、姿勢維持においても応用できる。01「椅子に身体が支えられていることを許す」という感覚を持つ。02 身体が緩んで、捻れるような動きが起こるかもしれないが、身体が動くがままにしておく。03 最終的には、力みの無い、自然な座り方に至ることになる。この状態だと長時間同じ姿勢を続けても、疲れにくくなる。

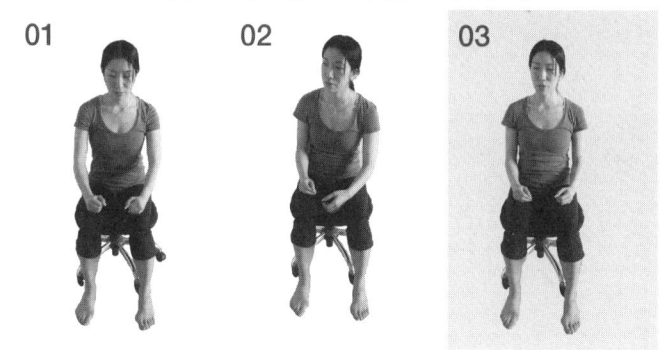

01

02

03

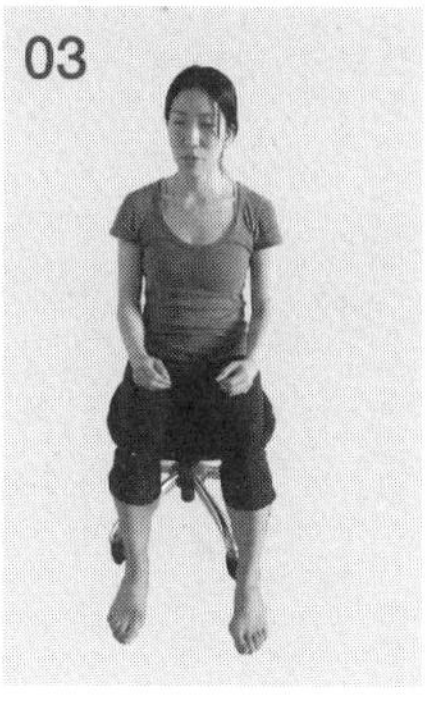

「許す」という問いかけをしたときに身体がどのように反応するかを注意深く見てあげてください。そのことで、これまで自分では感じることができなかった身体の中にある繋がりを発見して、身体の動きの進化が自然に起こることになるのです。

この章のポイント

・筋肉センサーの活性化には身体の観察が必要
・その上で、外からの情報に対して反応できることが重要
・反応してスムースに動けるためのポイント

①どのように動きたいかを身体に問いかける
② 動くことを「許す」という感覚を持つ

第八章

身体の内部感覚を深める

～筋膜編

◎筋膜とは何か？

7章では筋肉を意識してそれが自由に動けるようになる方法についてみました。では身体が自由に動けるようになるためには筋肉のことだけを考えていれば良いのでしょうか？　実はそれだけでは不十分で、筋肉を包んでいる「筋膜」が自由になることが大事であることが近年注目されています。

ここでまず筋膜について簡単に説明しておきましょう。筋膜とはその言葉通り「筋肉を包む膜」です。いくら中身（＝筋肉）が緩んでも、包み紙（＝筋膜）が固まったままでは、中身もまたすぐ固くなってしまうため、筋肉が緩むには筋膜が緩んでいる必要があります。構造的にはコラーゲンとエラスチンというタンパク質で形成され、筋肉以外にも骨、内臓、血管、神経など体内のあらゆる組織を包み込み、それぞれの組織を繋ぎとめて身体全体を構造的に支える役割を持っています。ボディワークで「筋膜」といった場合は、後者の部分も含めた「体内の全ての組織を包み込む膜」の意味で使われていることが多く、本著もそれに従います。

身体の動きを考える上で特に大事なのが「身体の各組織の繋がりをつくる」という

筋膜の役割です。足の筋肉とお腹の筋肉がうまく連動するためには、それらを繋いでいる筋膜が良い状態であることが必要なわけです。また、内臓の機能低下とお腹の筋肉の緊張の相互作用を見る場合には、両者を繋いでいる筋膜の状態をチェックしてそこに働きかけることもあります。

何より大事なのは、筋膜が身体中のあらゆる組織を繋いで一つにまとめて、その張力で身体の構造全体を支えている点です。建物の構造を例にとると、テントのロープの部分が筋膜にあたります。様々な方向に張り巡らされたロープによって、テン

筋膜が身体全体を繋いで支えている

筋膜は身体全体に張り巡らされたネットのようなものと考えられる。その役割には以下の２つがある。
①身体中のあらゆる組織（筋肉、骨、内臓など）を繋ぐ。
②ネットの張力で構造全体を支える。

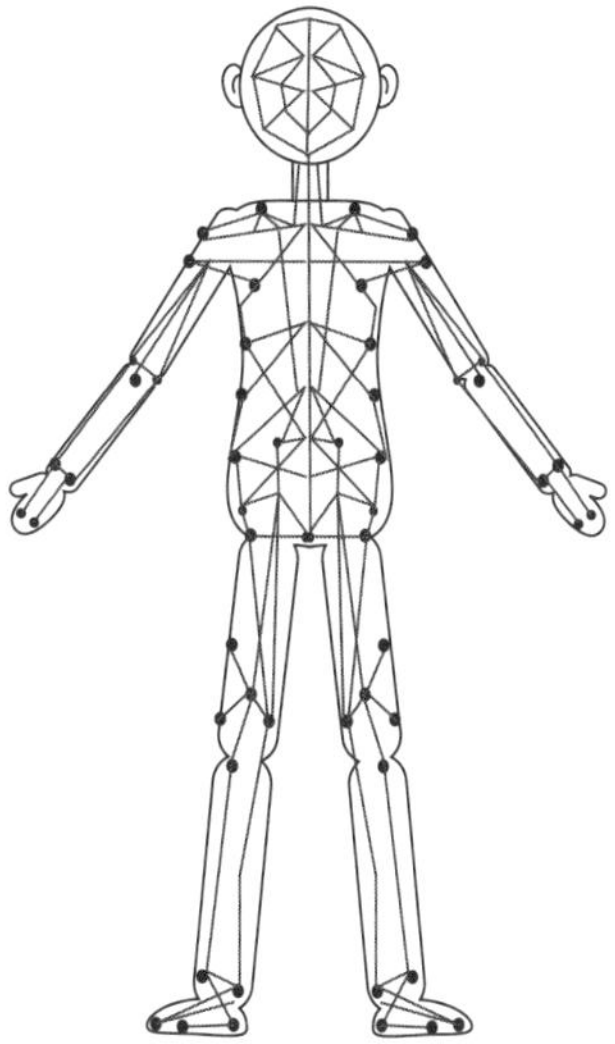

トの構造が支えられていることを思い浮かべると、身体全体における筋膜の役割が理解できるとおもいます。

　これを説明するためによく引用されるのが、「テンセグリティ（「張力tension」と「統合integrity」という言葉を合わせた造語）」という概念を模型化したものです。これは全体に張り巡らされたワイヤーの張力により支えられた構造になっています。この模型に圧力を加えた場合の図を見てください。模型全体でその影響を受け止めて、全体の形を変化させながら、その構造を保っている様子がよくわかります。私達の身体全体

テンセグリティ模型にみる筋膜の働き

テンセグリティの概念を模型化したもの。外から圧を加えると、全体に張り巡らされたワイヤーの張力を均質に保つことで、形を変えながら全体の構造でその圧を受けとめている。我々の身体に張り巡らされている筋膜もこの模型のワイヤーと同様の働きをしていると考えられている。

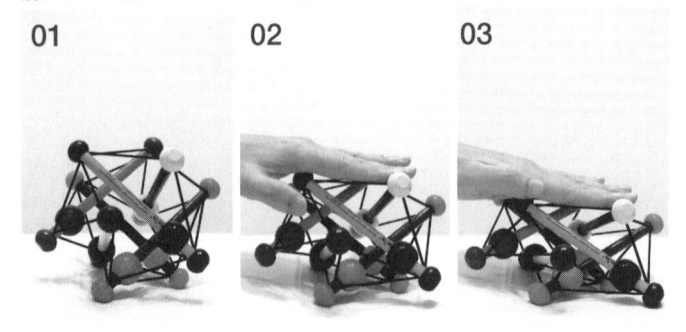

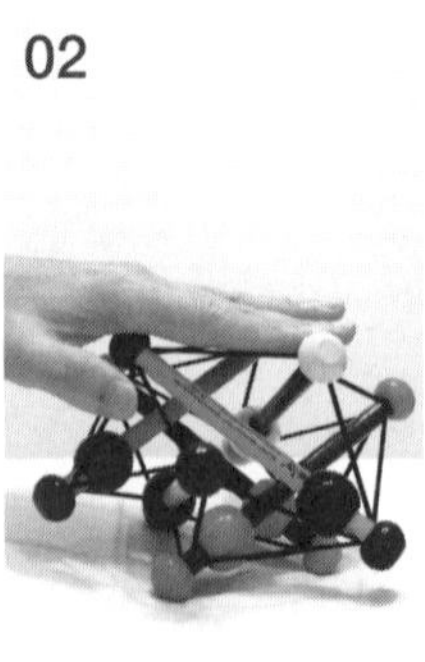

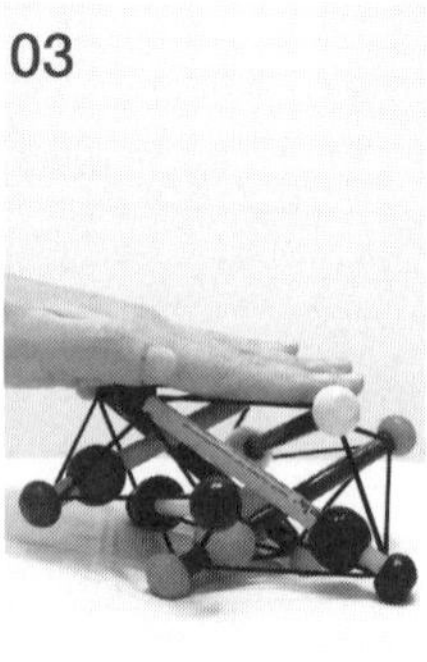

を覆う筋膜の張力システムもこれと同じく、特定の場所に受けた情報を全体で受けとめるという性質を持つことから、筋膜は身体内における情報伝達の機能も備えているとえるのです。

◎手技療法における筋膜

筋膜には「身体の各組織を繋ぎ、身体全体を一つにまとめる」という機能があるのですが、ただそう言われても「一体それが何の役に立つのか?」とピンとこないのではないでしょうか。ロルフィングなどの手技療法では、筋膜の持つこの機能をうまく利用することが施術でとても大事になります。それを象徴するようなエピソードをここで一つ紹介しておきましょう。

私がロルフィングの勉強を始めた頃、指導する先生がクライアントさんの足に少し触れただけで、骨盤のバランスや身体全体のバランスまで読み取ることに驚きました。なにしろ踵に触れているだけなのに、骨盤の左右差や背骨の捻れまでわかってしまうのです。さらには踵に手を置いたまま骨盤に働きかけてその左右のバランスを改善させてしまうことにとても驚きました。「一生かかっても、自分にはこんなことはできるようにはならない」と、おもったものです。そして後に自分が施術者として経験を積むなかで、そうしたことは筋膜の繋がりを捉えているから可能だということに気づきました。

これについてもう少し詳しく説明してみましょう。筋膜を身体全体を覆う一枚のシーツのようなものだと考えてみます。施術者がクライアントさんの左右の踵に手を置いているのは、シーツの左右の隅を摘んでいる状態であると仮定します。この時、もし手を置いているところとは離れた部分にしわが寄っていたとしても、シーツ全体にある程度の張りがあれば、両手が隅にあってもしわがある箇所を特定でき、さらに離れたままましわへ働きかけて、伸ばすことも可能です。これと同じように、筋膜の繋がりを捉えていれば、身体のどこに手を置いていても全体を捉えることができるわけです。「骨盤へ働きかけるのであれば、踵から手を離して骨盤そのものに手を置いて、そこへ働きかければ良いではないか?」という疑問もあるでしょう。確かに問題のある部分へ直接働きかければ即効性はあるかもしれませんが、それで骨盤のバランスが整っても、骨盤を支える足とのバランスがとれていなければ効果は持続しない可能性があります。一方、踵から筋膜の繋がりを介して、骨盤に働きかける方法であれば、下半身全体を視野に入れてバランスをとることが可能なため、動きの連動性が改善し、その効果も持続しやすくなります。ロルフィングなどの手技療法では、このように筋膜を捉えることで、身体の繋がりや全体性に働きかけて、より効果的な施術を行えるようになるのです。筋膜を捉えるという感覚は、触れる感覚を大切にする合気道などの武道との関連も考えられ興味深いところです。

◎触れられることで筋膜はどのように反応するか？

ここまで筋膜の説明をしてきまし

踵から身体全体に働きかける

01 著者が考える筋膜のイメージ。02 シーツ（＝筋膜）全体を捉えることができれば、シーツの隅（＝踵）からでも、離れた場所にあるシワ（＝筋膜の癒着）を捉えることができて、働きかけをすることも可能になる。03 実際に筋膜を捉える筆者。

01

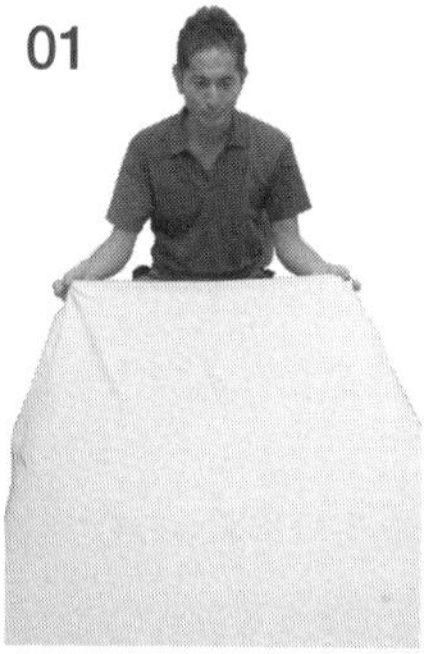

02

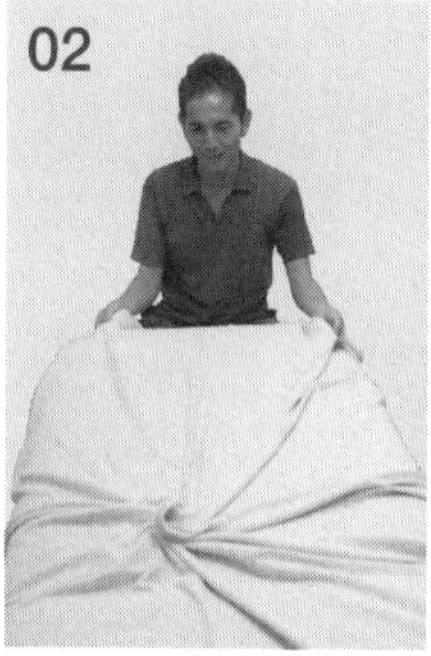

03

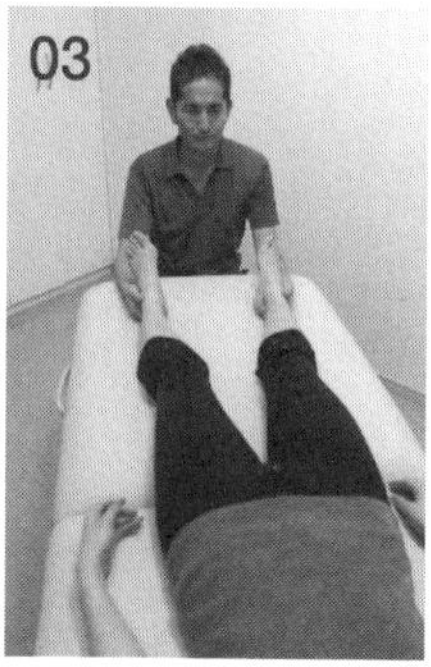

たが、「筋膜を捉えるってどういうこと?」、「なぜ、触れることで筋膜が反応するのか?」という疑問があるとおもいます。その疑問にお答えするにあたって、まずは「筋膜と脳神経」の関係を「筋肉と脳神経」のそれと比較して説明しておきましょう。

先の7章で「脳神経から筋肉には、コントローラーとセンサーの2つの経路がある」と述べました。コントローラーへの経路が「筋肉を収縮と弛緩」させ、センサーからの経路が「筋肉の状態を感知し情報を送る」という話です。この二つの経路が適切に使われることで筋肉の働きはバランスがとれるわけです。一方、脳神経と筋膜にはセンサーからの経路はありますが、コントローラーへの経路は無いとされています。つまり、「筋膜は自分がどんな状態かはわかるけど、自分で伸びたり縮んだりはできない」ということです。このことを、まず理解しておいてください。

次に、冒頭の疑問に戻ります。筋膜を捉えるようにして触れることで一体何が起こるのかを考えてみましょう。

神経系の反応を考えると、まず触れられることで筋膜にあるセンサー(感覚器官)が活性化されると推測されます。これまで、ただの包み紙として無視されていた筋膜が意識化され目覚めた状態になったとも言えます。ボディワークの施術では、縮んで固くなっていた筋膜が意識化されることで、緩んで伸びやかになって自然な状態に戻ることが観察されています。直接筋膜を制御する神経の経路が無いのになぜ変化することが可能なのでしょう？　これには大きくわけて二つの理由が考えられます。

一つ目は、筋膜にある感覚器官で受けとられた情報が神経路を介して筋肉に伝えられ、筋膜と共に縮んでいた筋肉が緩むことで、結果としてその周りにある筋膜も緩んで伸びるという「神経システムによる反応」の可能性です。

二つ目は、筋膜の張力システムに

筋膜と脳神経の関係

脳神経と筋肉の間には、コントローラーとセンサーの２つの経路があり、それらにより筋肉の働きは調整されている。一方、脳神経と筋膜には、センサーからの経路はあるが、コントローラーへの経路が無い。つまり、筋膜は「自分がどんな状態かはわかるが、自分で伸びたり縮んだりはできない」のだ。

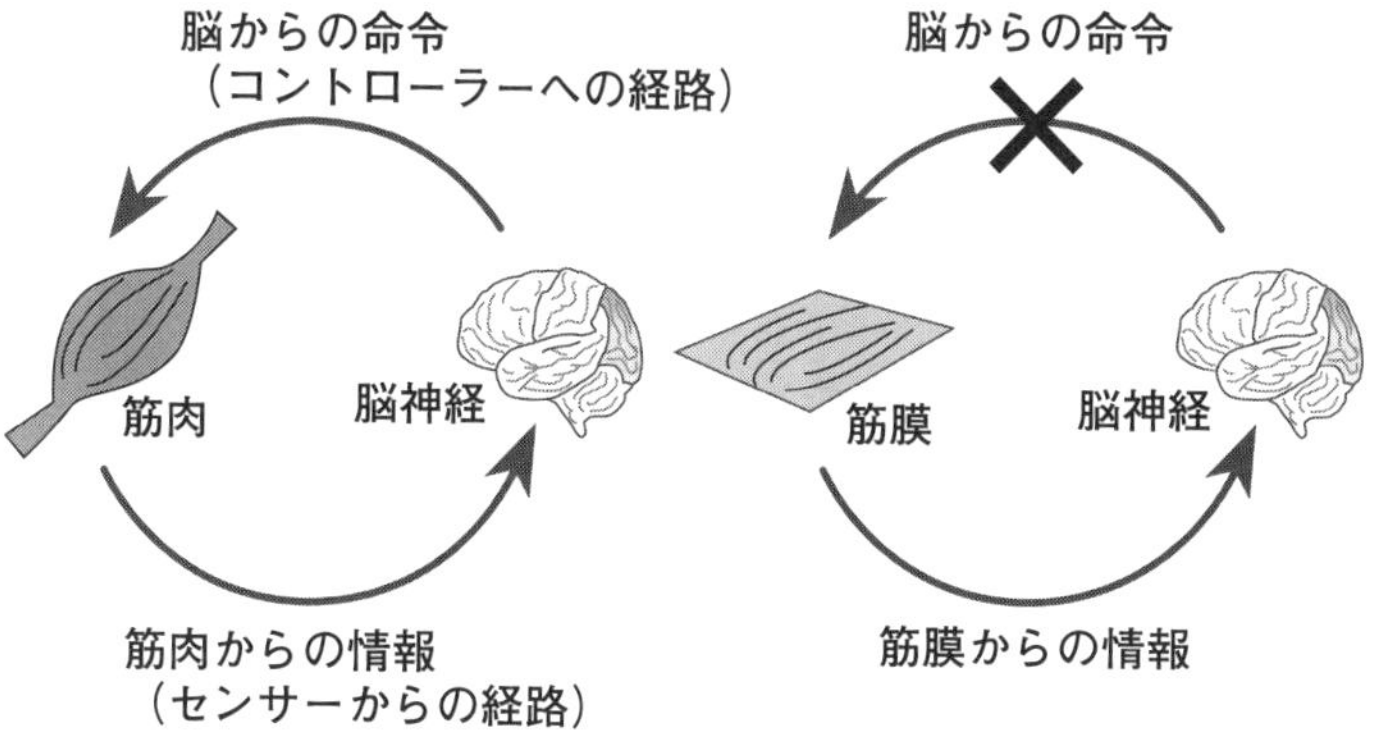

よる反応の可能性です。筋膜にあるセンサーが活性化して、身体が筋膜の存在を自覚することで、身体全体に張り巡らされている筋膜の張力システムのスイッチが入り、筋膜の張力が適正化することにより、固く縮んでいた筋膜が緩んで伸びるという考え方です。先ほどテンセグリティ模型で見たのと同様に、筋膜は全体でバランスをとりながら、その張力を均質に保とうとする性質がありますが、固く縮んでしまいそのセンサーが適正に機能しないと、張力システムの存在が身体に自覚されなくなるので、筋膜は固まったままになり

筋膜の張力システムによる情報伝達

テンセグリティ模型で見たように、ある箇所で受けた外からの圧力が構造全体で受けとめられる、つまりある特定の場所への圧力（情報）が瞬時に全体にいきわたるためには、筋膜（ワイヤー）の張力が全て均質である必要がある。筋膜が固く縮んで張力を保てない状態になると、張力システムが機能しなくなり、結果として情報伝達がスムースにいかなくなる。「筋膜を捉えて触れる」という行為は、これを再起動させているものと考えられる。

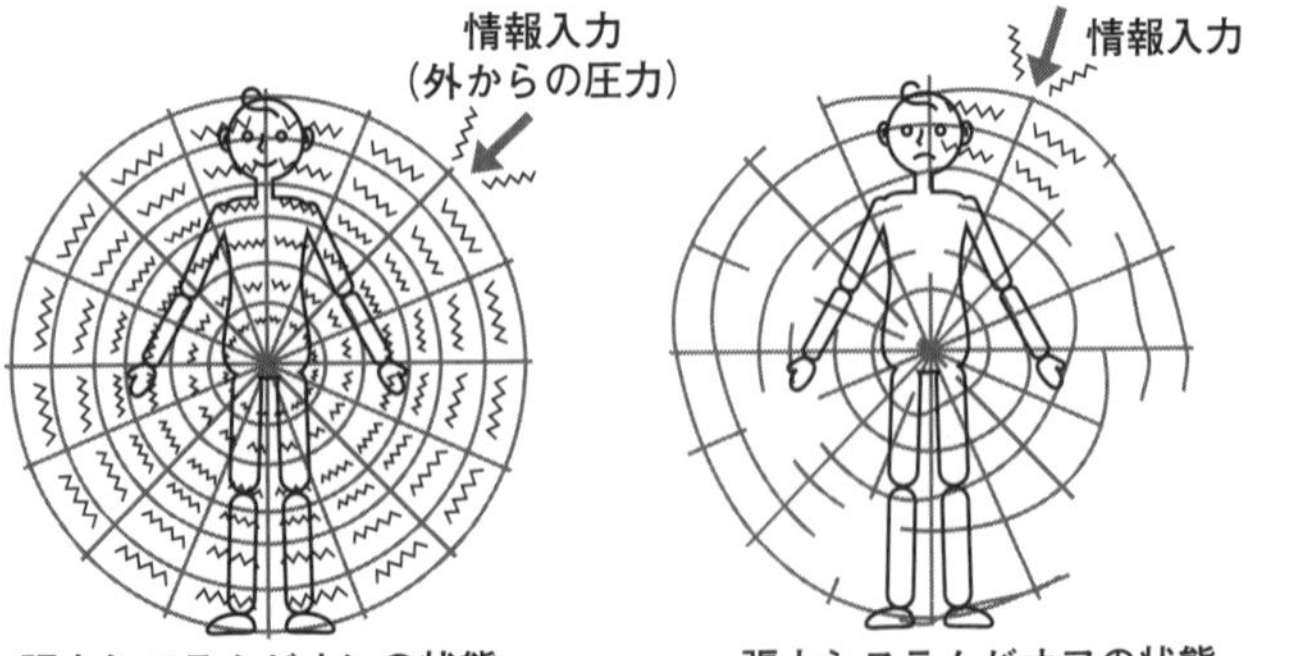

張力システムがオンの状態
（瞬時に全てに情報が伝わる）

張力システムがオフの状態
（情報が伝りにくい）

ます。この状況で、筋膜を捉えて触れることは、その内部にあるセンサーを活性化させ、全体の張力システムを再起動させる効果があると考えられます。その結果、全体の張力を均質に保とうとするシステムの力により固くなった筋膜が正常化し、緩むのです。

この筋膜の張力システムという考え方は、神経系とは別の情報伝達システムによるもので筋膜の新たな可能性として注目されています。これに関して脊髄損傷の患者さんを対象とした興味深い研究があるのでここで紹介しておきましょう。通常、脊髄が損傷されると神経システムにも影響を与え、それに対応した運動や知覚も無くなってしまうのですが、なぜか知覚だけが一定の度合いで回復していくケースがあることがリハビリの現場では知られているのです。例えば、「感覚の無いはずの足のスリッパが脱げたことがわかるようになる」というような不思議なことがあります。そしてその回復具合に個人差があり、それに筋膜の状態が関係している可能性があることが注目されています。つまり足の部分に感覚が無くても、そこで起こる筋膜の張力バランスの変化は神経系とは無関係に身体全体に伝わるので、顔の一部などのどこか別の箇所に少しでも感覚が残っていれば、そこから全体のバランスの変化を読み取ることができるということです。

これは、先ほどの「踵から骨盤のバランスを読み取る」話に通じるところがあるかもしれません。生きた人間の筋膜の状態を客観的に評価することは難しいので、科学的な実証を行うにはまだまだ課題はありますが、筋膜は単に筋肉を覆っているだけのものではなくて、知覚のシステムに重要な役割を占めている可能性があることが示されているのは注目に値することでしょう。

◎筋膜が目覚めることで身体の動きが変わる

ここまで筋膜が知覚システムにおいて重要であることをみてきました。次に、筋膜が目覚めることで身体の動きがどのように変化するかについてみていきましょう。

ボディワークの施術で筋膜に働きかけてバランスがとれると、身体の動きが変わります。ロルフィングの場合はこれを主に「歩く」動きで確認しますが、施術の前後を比較するとその違いは外から見ても、施術を受けた本人自体の感覚も大きく変化します。勿論、変化の仕方には個人差がありますが、「筋肉の緊張が無くなった」、「足裏が柔らかくなって、地面が感じやすくなった」、「全体が軽くなった」などの変化を感じることがよくあります。また外から見て感じることが多いのは「力は抜けているけれど、躍動感がある」という印象です。

自然で効率的な歩きのためには、地面を踏む力の反作用を滑らかに進行方向への推進力に変えることが重要で、そのためには身体全体がもつゴム的な弾性力が、うまく引き出されることが必要です。そして身体力学における研究では、この弾性力に筋膜の張力システムが関与している可能性があることが示されています。身体の動きや姿勢の維持においても、筋膜の持つゴム的な弾性力が最大限利用できれば、筋肉の力は最小限に抑えることができるのです。第6章の「エルボナッジ」のエクササイズの後に、「筋肉の感覚が無くなって、勝手に身体が滑らかに動く」というのがありましたが、あの感覚です。また最近の研究で、筋膜組織自体に張りをつくる収縮力を持つ分子が存在することが明らかになり注目されています。これが筋膜の弾力性に関与している可能性があり、それをいかにうまく引き出すことができるかを知るのが今後の課題です。

筋膜が目覚めている状態とは、単に緩んでいるだけでなく、その張力による弾力性が引き出されていることであり、それが効率的で自然な身体の動きへ導いてくれるのです。

◎筋膜システムをオンにする！

筋膜は単なる筋肉の包み紙ではなくて、動きと知覚のシステムに重要な役割を占めていることをこれまでみてきました。次に考えたいのは、どうやってそれを意識的に使えるようになるかです。私は、筋膜が意識化されて、動きや知覚における機能が十分に引き出されることを「筋膜システムがオンになる」と呼んでいます。そしてこれを手技療法者などの助けを借りずに自分でできる方法を開発してきました。

本書ではその中でも比較的取り組みやすいものをご紹介します。

筋膜システムをオンにするには、身体の中に「沈んで」、「流れて」、「拡がる」の3つのプロセスを感じる方法が有効です。実際に体験しながらやってみましょう。

EX

椅子に座った状態で、太ももの上に手を軽く乗せて下さい。そして上に置

いた手の重さを太ももで感じて下さい。手の重さが太腿の中に「沈んで」くるのを受け入れるイメージです。

ボディワークでは、「重さに委ねる」という感覚のなかで筋膜が活性化しやすいことが経験的に知られていて、この「沈む」というイメージが有効です。もし太ももがわかりづらければ机の上に前腕を乗せて、その上にもう片方の手を置くという方法でも良いでしょう。自分にとってわかりやすいところを探してください。一旦感覚が掴めたらどの場所でもでき

「沈む」感覚で、筋膜を活性化する

手を太ももの上に乗せて、その重さを感じる。手の重さが「沈んで」くるのをイメージして、手を置いた場所の少し深いところが溶けるように緩んでくるのを待つ。

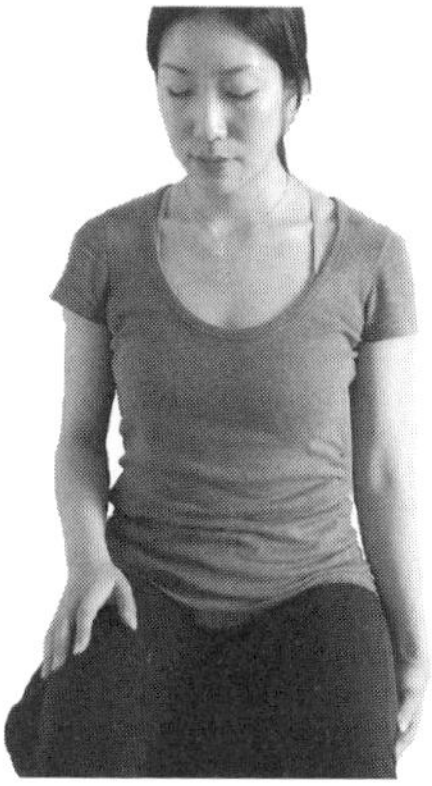

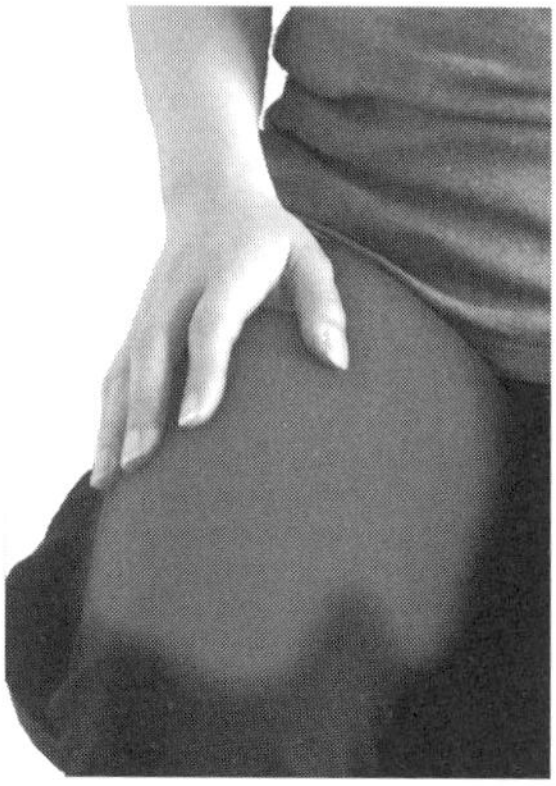

るようになります。

EX

沈んだ状態で少し待っていると、重さで沈んでいる感じが周りにも伝わってきます。膝とか腰のあたりまで感覚が広がってくるかもしれません。それが「流れて」いる状態です。ある特定の場所で受けとった情報が周辺から全体へと伝えられていく筋膜の性質を引き出すのに、「流れる」というイメージが有効なのです。

3つのプロセスで筋膜システムをオンにする！

プロセスは次の3つ。

①「沈む」乗せた手の重さを感じる。手が自分の太腿の筋肉の中に沈んでくるのを受け入れるイメージを持つ。手を置いた場所の少し深いところが溶けるように緩んでくるのを感じる。

②「流れる」緩んだ場所が周辺のほかの部位にも広がっていくのを感じる。筋膜を介して他の部位との繋がりが拡大している。脚が動き出しそうになったり、重心が変化したりして身体が揺らぎだす状態。

③「拡がる」流れがあるところ全体が薄いシートで覆われていて、そのシートが空間に拡がっていくイメージ。身体が軽くなり、自分でコントロールすることなく自然と動きが起こる状態。

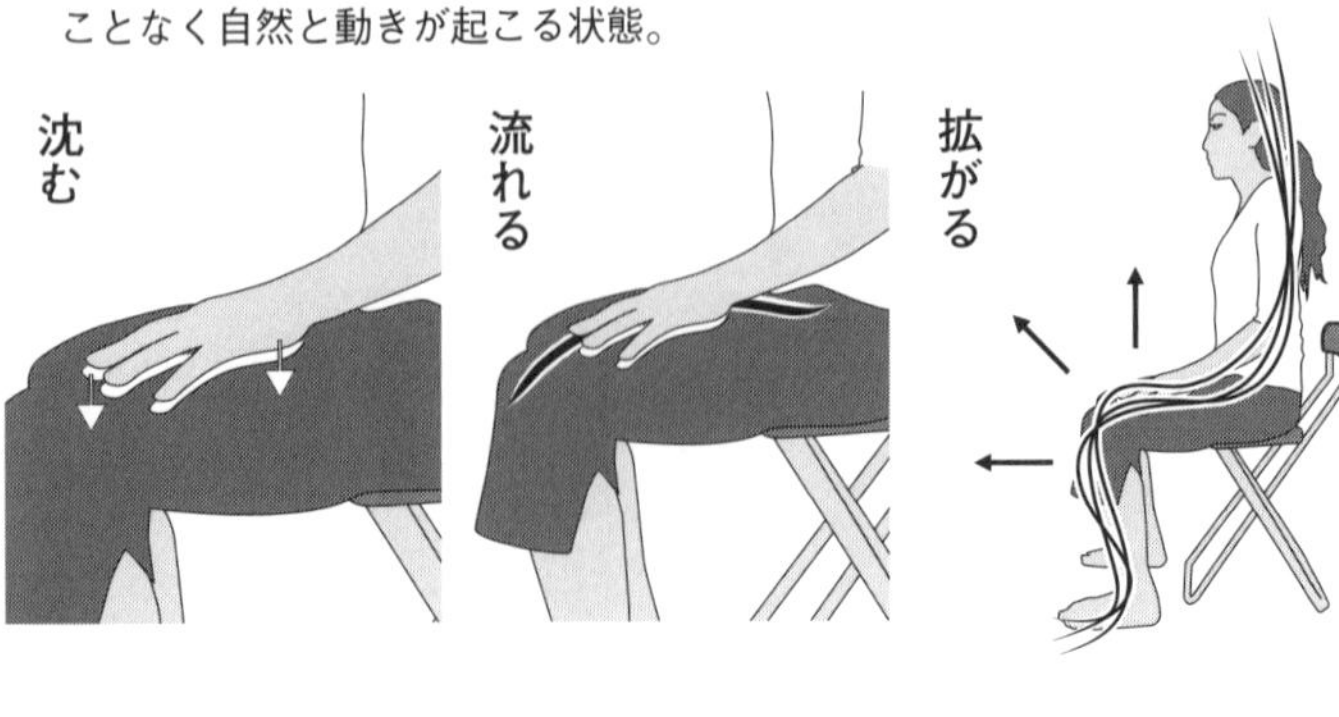

この感覚に身を委ねていると、自分の身体の内部に意識が向いて不思議な気持ち良さが体験できるはずです。動こうとしたらこの流れている感じが止まってしまうと感じるかもしれません。しかし、それでは単なるリラクゼーションで動きには繋がりません。そこで次の「拡がる」のステップが必要になります。

EX

流れがあるところ全体が薄いシートで覆われていて、そのシートが身体の外の空間に拡がっていくイメージを持って下さい。すると、次第に身

「沈む」感覚から「流れ」が起き、自分の身体を越えた「拡がり」が、自発的な動きを呼び起こす。こうしたプロセスを経た動きと、通常の動きを比べると、動きの質が違うことに気がつくだろう。

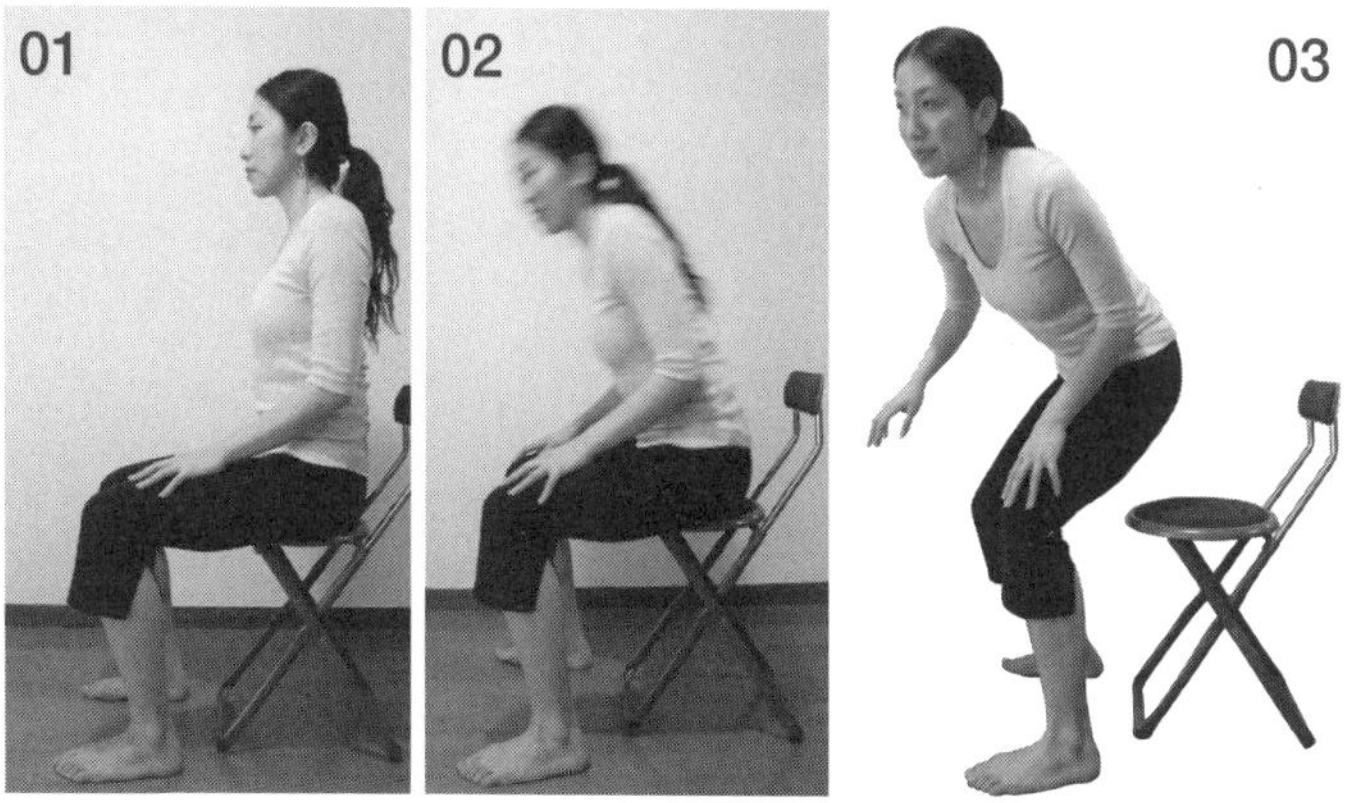

体の中に動き出そうとする衝動が起こるのに気づくはずです。立ち上がろうとする動きが起こるかもしれません。そこまできたら次はそのシートをもっと広い空間に拡げていきます。動きがますます自由でダイナミックになってくるはずです。

身体の中に流れがありつつも、身体の外の空間にも流れが拡がっている感じではないでしょうか。この最後のプロセスの「拡がる」が大変重要です。

「拡がる」プロセスが重要な理由

01 テンセグリティ構造の一例であるテント。テントのロープは、全体を内側へ引き寄せ、一方、ポールはそれを外へ押し出す役割を持つ。両者の力のバランスにより、全体の構造の安定が保たれる。02 筋膜もテントのロープ同様、その張力で身体全体を内側に引き寄せる力を持つ。「沈む」、「流れる」で筋膜のシートが意識化されると、内側へ引き寄せる力がより働くことになるため、構造が安定して自由に動けるためには、外へ「拡がる」感覚が必要となる。

01

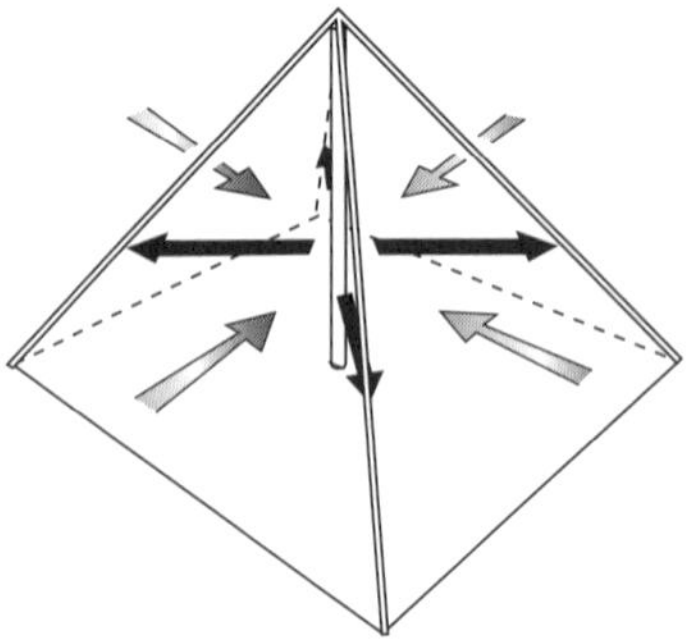

02

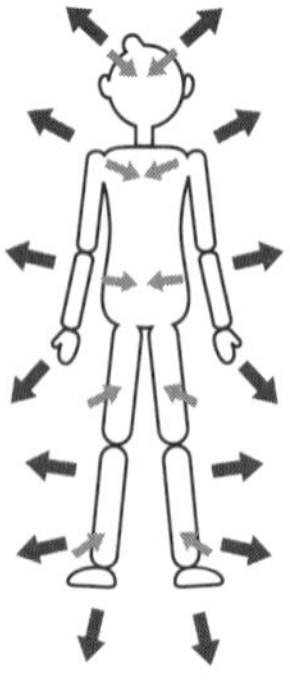

今回紹介したものは自分で手軽にできる方法の一つなので、是非実際に試してみて下さい。「沈む」で筋膜の感覚が目覚め、「流れる」で身体の内部が繋がり、「拡がる」でその弾性力が引き出されて動きが起こるというプロセスは、身体のどの部位でも、どんな動きにおいても応用できます。

7章の筋肉編で述べたのと同様に、身体の内部で感じるだけに留まらず、外への動きとして表現される「拡がる」のプロセスが大事です。「沈む」、「流れる」で身体の内側の世界とコンタクトし、「拡がる」で外側の世界とコンタクトする、その両方のバラン

「立位前屈」で感じる「沈む、流れる、拡がる」

01 臀部周辺に軽く置いた手が身体の中に「沈む」イメージをする。手のある場所で溶ける感覚が起こったら、筋膜が緩み始めていると考えられる。慣れてきたら、手は置かずイメージだけで行ってもよい。02 溶ける感覚が周辺へ「流れる」のをイメージして、緩んだ筋膜のシートが大きくなっていくのを感じる。03 筋膜のシートがさらに大きくなりながら後ろの空間へ「拡がる」のをイメージすると、自然に前屈が深くなる。筋膜のシートの拡がりが、身体を動かすがままに任せるのがポイント。

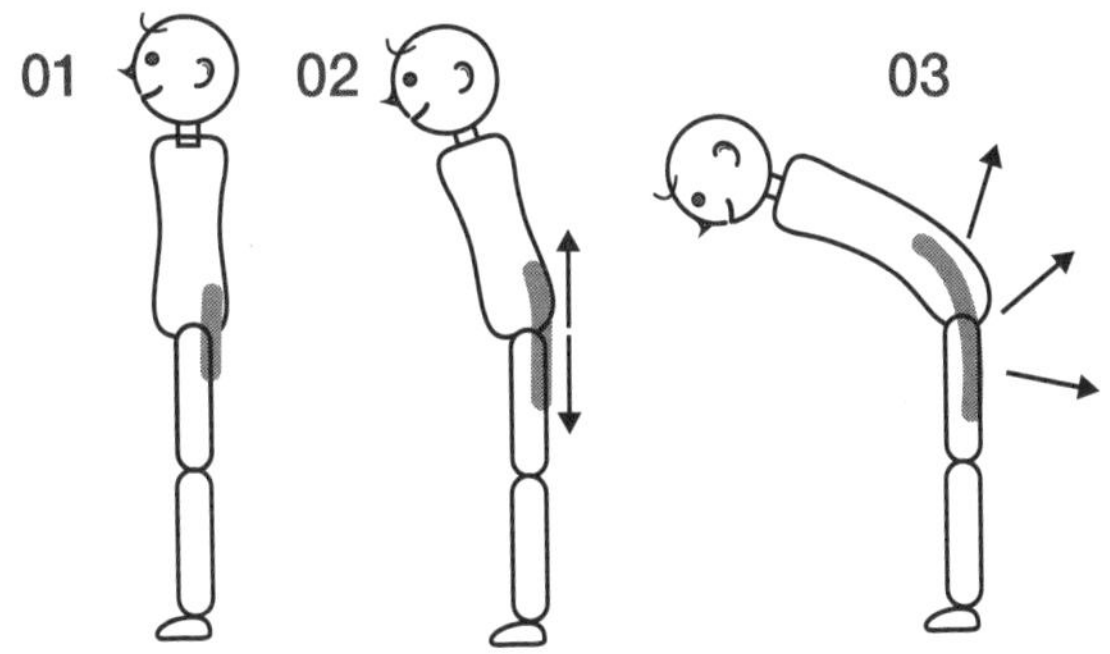

スがとれた時に、部分的な筋肉の力で頑張るのではなく、筋膜システムを介して、身体全体を使った自然な動きが行えるようになるのです。この時、自分の意志で身体をコントロールしているというよりは、外の世界に反応して身体が自然に動くという感覚になるかもしれません。筋膜システムをオンにすることで、「身体の外側にある情報を、身体の内側で柔軟に受けとり、自然な動きとして反応できる身体の状態」というホームポジションが得られることになるのです。

この章のポイント

- **身体の中における筋膜の3つの役割「繋がりをつくる」、「全体を支える」、「弾力性で動きを引き出す」**
- **それらを引き出すための、3つの意識のポイント**

①沈む
②流れる
③拡がる

第九章

身体の内側と外側の境目を感じる

～皮膚編

◎内側？外側？　皮膚に秘められた意外な機能

2章～6章では、外部感覚器官である「目鼻口耳」をうまく使い、身体の外側の情報を受けとる方法について、7章・8章では「筋肉・筋膜」を意識して、身体の内側にある情報を受けとる方法についてみてきました。

本章では、外部感覚器官でもあり、同時に内部感覚器官でもある「皮膚」をとりあげます。

一般的には、皮膚は「目鼻口耳」と合わせて、五感を司る外部感覚器官として分類されていますが、身体の境界がどこにあるかという情報を受けとり、自己の身体認識を明確にするという意味では内部感覚器官としての機能も併せ持つといえます。

ホームポジションに至るには、身体の外側と内側の情報が整理された状態で同時に受けとられる必要があるので、その境界となる皮膚の感覚が明確であることが重要になります。

◎怪我の影響を引きずる理由

私が、「皮膚」の働きを大事だと考えるようになったのは、ロルフィングの施術において、多くのクライアントさんが昔の怪我の影響を長い間引きずっていることに気づいたのがきっかけです。筋肉や骨は完全に治っているのに、その部分をかばうような動きの癖が残ることが多く、それが身体のアンバランスさの原因となっていることがよくあります。

こうしたケースでは、まず傷が治っているのに動きの癖が残っていることを理解してもらった上で、癖を

皮膚は身体の内側と外側の境目

皮膚は我々の身体を内側と外側に隔てる大事な役割を持っているが、普段それを自覚することはほとんどない。皮膚感覚が希薄になると、自分の身体に対する認識もあいまいなものになってしまう。

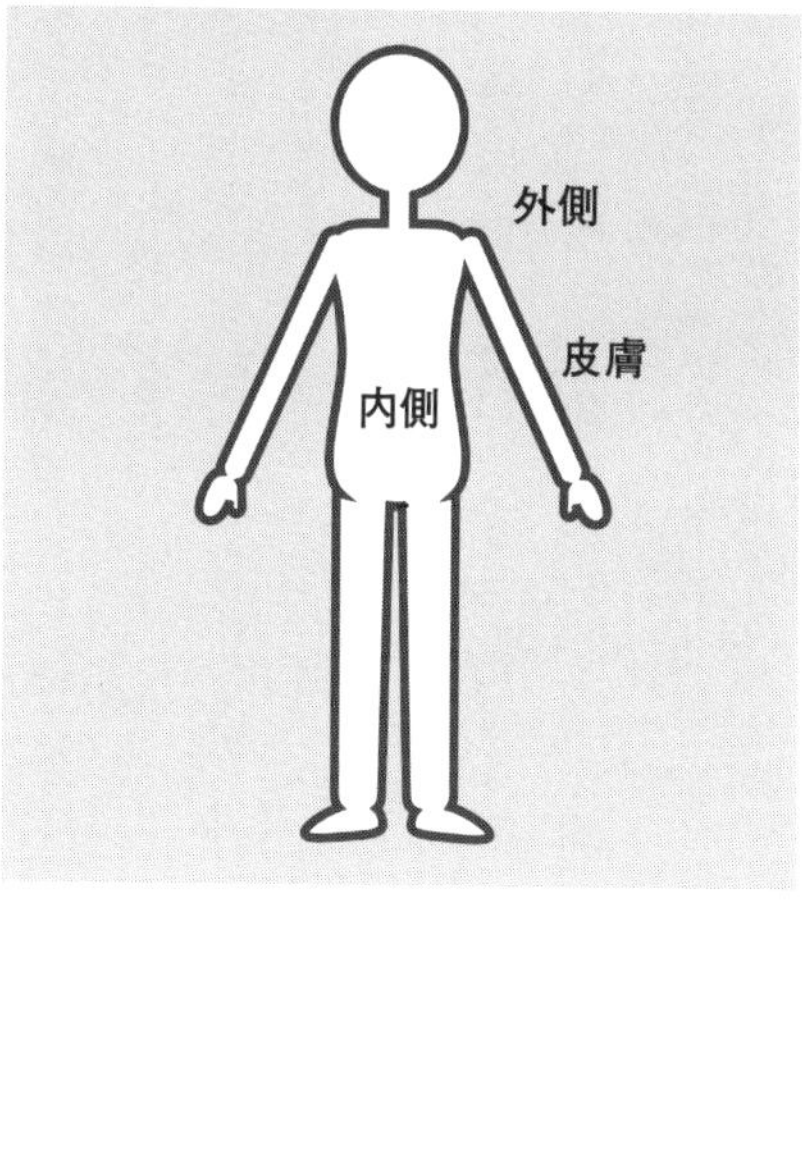

無くすような動きの再教育を行うことで対応していました。

しかし、日常生活のなかで正しい動きを意識し続けることは現実には難しく、一時的に良くなってもまた元の状態に戻ってしまうこともありました。そして、もっと他にやるべきことがあるような気がして、そのヒントを探し求めていました。そんな中で、動きに癖が残るような怪我の場合、その周辺の皮膚感覚が正常に働かなくなっている傾向があることに気づきました。具体的には、皮膚が過敏になったり、逆に無感覚になったりしていました。改めて「怪我をする」という事象を考えると、それは「身体の外側から内側への侵害が起こる」ということです。それにより身体の内と外との境界である皮膚が侵害され、その構造と機能が破壊されます。そのため傷が治り、見かけ上の形（構造）が戻っても機能が戻らないことがあるのです。そして、皮膚感覚の機能が不全になることが、自然な動きを妨げる原因になっていることがあります。

ボディーワーク的観点では、皮膚感覚には大きく分けて、「身体の形とサイズを知る」、「侵害されない境界を作る」、「動きの可能性を拡げる」の三つの機能があります。これらについて順に説明しながら、その機能を取り戻すためのエクササイズも合わせてご紹介していきたいとおもいます。

◎身体の形とサイズを認識する

私たちは、自分の身体の境界を皮膚感覚により認識しています。そのおかげで自分の身体の形やサイズを知ることができるわけです。だからこそ、人混みの中を上手に歩いたり、周りの人とちょうど良い距離を保って、無駄のない自然な動きが可能になるわけです。

まず、それをここで体験してみましょう。

皮膚感覚の3つの機能

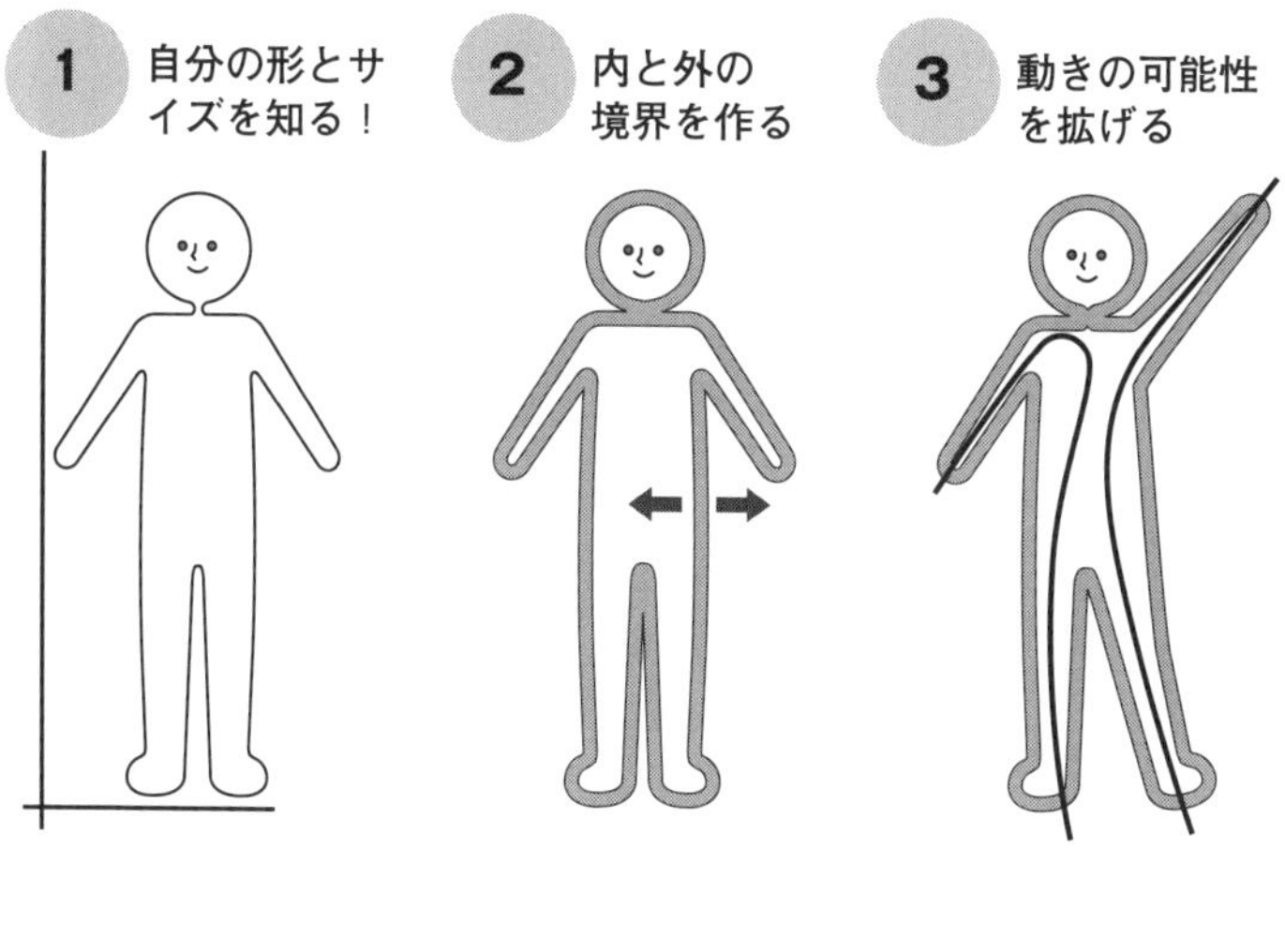

1 自分の形とサイズを知る！
2 内と外の境界を作る
3 動きの可能性を拡げる

EX

まず、普通に歩いてみてその感覚を覚えておいてください。次に、頭頂に手を軽く置いて、頭頂の皮膚の感覚を意識してください。この時、足裏の皮膚の感覚も同時に意識することで身体の縦方向のサイズの感覚が明確になります。手を置くことで皮膚の外部感覚器官としての機能が活性化し、手の情報を圧感覚として受けとり、「頭頂に手がある」ということを認識します。これにより自分の身体のサイズがわかるという意味で、外部感覚と同時に内部感覚の機能も果たしているとも言えます。同じように、左右の肩、胸と背中と触れていき横幅、前後の幅の感覚も明確にします。触れるのは自分で行っても良いし、人に手伝ってもらっても構いません。皮膚を通じて得た自分の身体に対する認識は、それまで自分が漠然と感じていた身体の形やサイズとは幾分違ったのではないでしょうか？　ではこの皮膚感覚を通じて得た新たな身体全体の感覚を保ったまま歩いてみてください。何も感じないで普通に歩いた時に比べて、無駄な力みが消えて、動きのブレも少なくスムースに動けるようになったことに気づくはずです。

皮膚を活性化させて自分を知ろう

まず普通に歩いてその感覚をよく覚えておく。

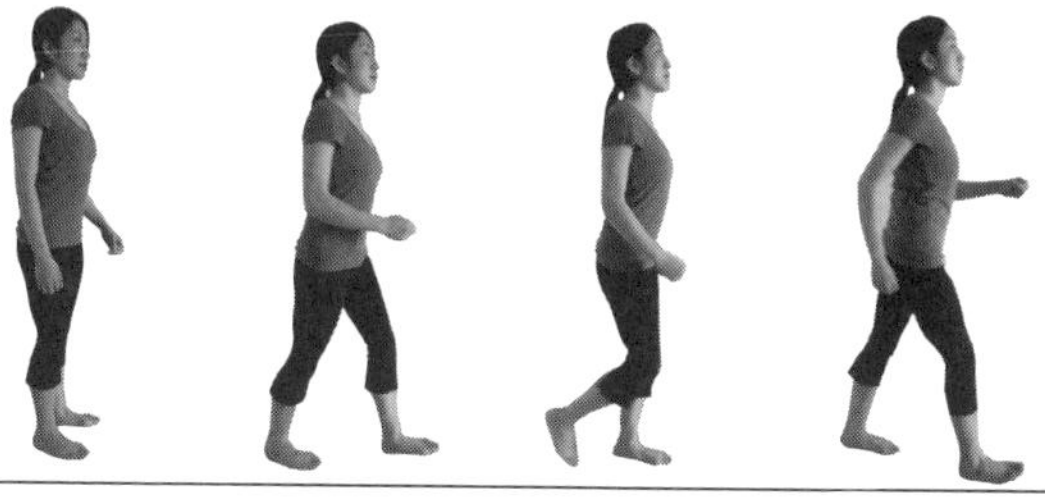

次に手を頭、両肩、胸と背中に置き、改めて自分のサイズを認識する。グッと抑えるのではなく、触られていると感じる程度で十分。人に触れてもらっても良い。

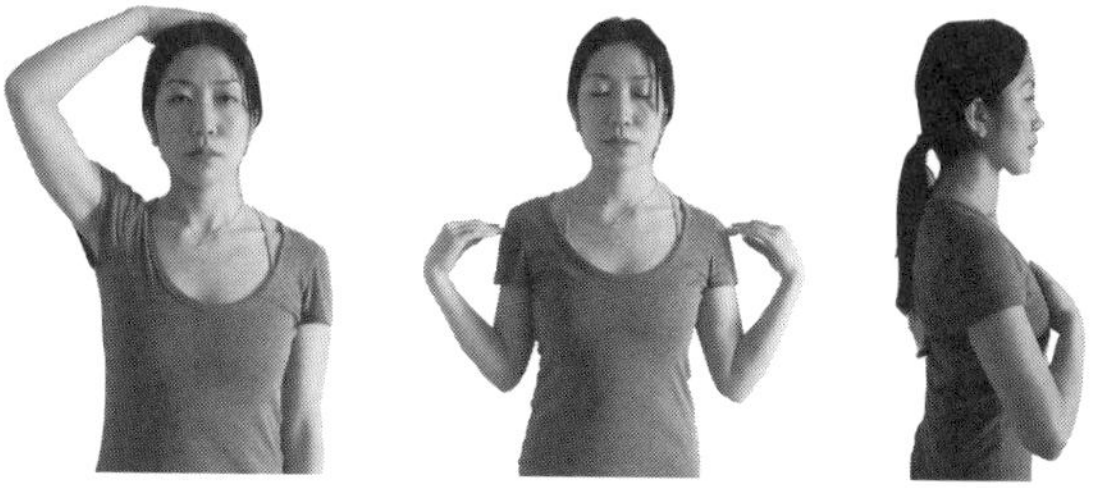

皮膚感覚を活性化させて、身体への認識を明確にした後の歩き。ふわふわした感じが無くなり、しっかり自分の身体が空間を移動している感覚が得られる。

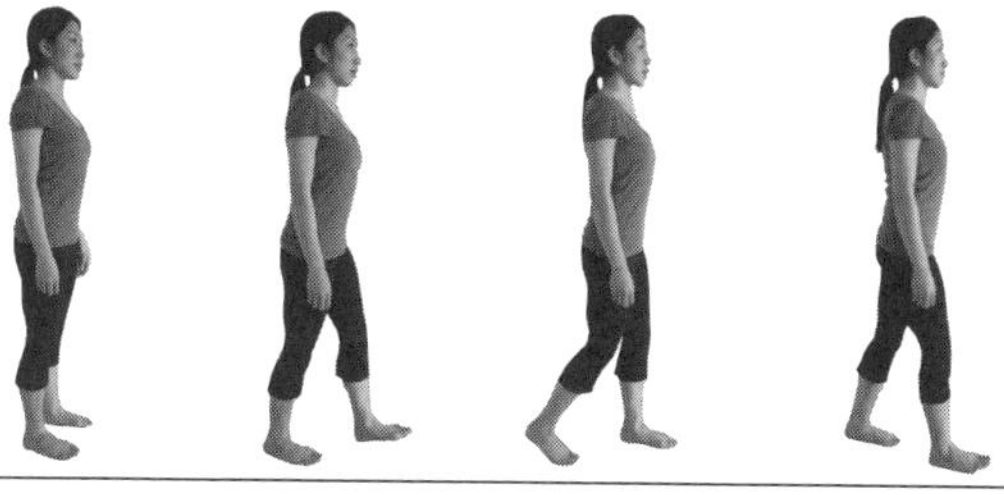

自分の形やサイズに対する認識がずれたままでは、身体を意図した通りに動かすことができません。こうしたエクササイズを行い皮膚感覚が正常化すると、自分の身体に対する認識のずれが少なくなり動きの質が改善します。逆に言えば皮膚感覚が無くなると身体に対する認識が不鮮明になり、結果として動きの質も低下してしまいます。

◎侵害されない境界を作る

先ほど、「怪我とは身体の外側から内側への侵害である」と述べましたが、健全な皮膚感覚があれば、皮膚は身体の境界として存在し、身体の外側の世界から内側の肉体を守っています。「熱いものや痛いものに触れたら反射的に手を離す」というのは皮膚感覚が正常に機能しているからこそ起こることです。怪我をする様な事故にあう時、身体が外の世界に対して身構えて過敏になったり、痛みや恐怖から逃れるために一時的に感覚を失わせたりするのです。こうした反応は外の世界との境界である皮膚に顕著に起こります。怪我で皮膚感覚の機能が不全になると、その部分の境界が明確でなくなり、その内部にある身体は正常に動けなくなります。また、特に皮膚が無感覚になった場合は、その部分の境界が欠けてしまうことになります。こうなると自分の身体が外の世界に対して守られていると感じられなくなるため、内側にある肉体（例えば筋肉）は過剰に緊張するか、無感覚になるという反応をします。この結果、身体全体としても正常な動きが行えなくなってしまうわけです。

身体が正常に動くには、身体の内側の安全が確保される必要があるのです。身体が安心してリラックスするためには、境界がしっかりしていなければならないのです。これには、怪我だけでなく精神的なストレスが

怪我で失われてしまう「境界」

通常、自他の境目となっている皮膚だが、事故などで怪我をした場合、この境目が失われてしまうことがある。肉体的には怪我は治っているのだが、皮膚の感覚が戻っていないことから自他の境界が不鮮明であるため、外部からの刺激に対して過剰に反応（あるいは無感覚）となってしまうのだ。

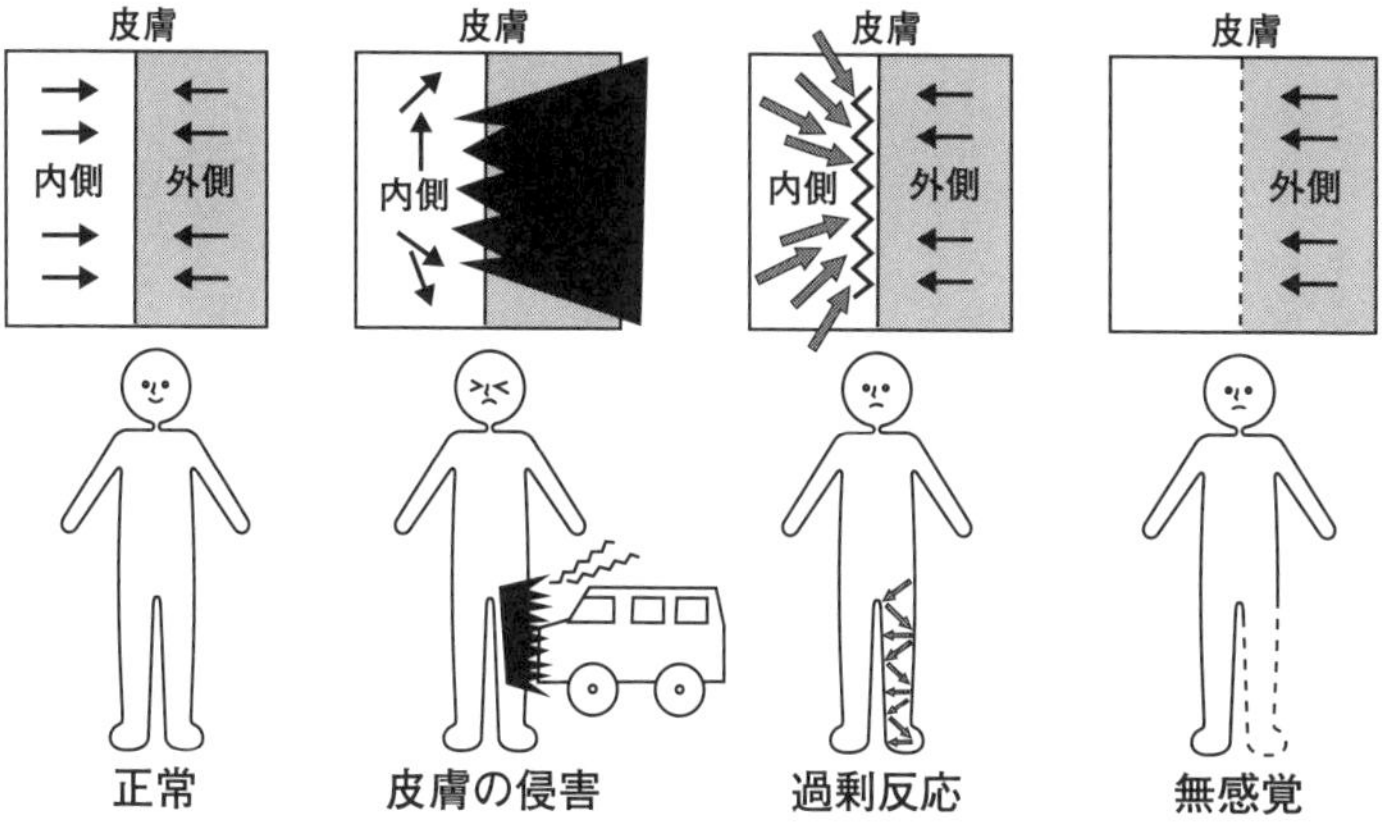

影響することもあります。例えば、自分の左側に苦手な人がいると、そちら側の皮膚が過敏になったり無感覚になったりして、その影響が後々まで残ってしまう場合もあります。皮膚はとても繊細なのです。それにも関わらず、日常の生活では意図を持ってその感覚に意識が向けられることがほとんどないのが実状です。ここで実際に身体全体の皮膚感覚に意識を向けてみましょう。

どうでしょう？　空気で満たされたビニール人形のビニールの部分のように均質に張り巡らされた皮膚の感覚を持てる方は多くはないでしょう。分厚くなっている箇所や完全に欠落してしまっているところもあるのではないでしょうか？　皮膚が自分の身体全体を守ってくれていることを思い出して、その境界としての役割を再認識できるようになりたいのです。ここでそれを体験してみましょう。

EX

まず、リラックスできる姿勢で、どこでも良いので身体の皮膚に触れます。触れる側の手も、触れられる側の身体も共にリラックスしていることを確認してください。ここでは、机の上に置いた前腕をもう片側の手の指で触れることにします。触れる側の手の肘を机に乗せて力が抜けるようにします。

触れる際はそこの部位の皮膚に触れるという明確な意図を持ってください。無自覚に乗せているだけだと、皮膚を通り抜けた先にある筋肉や筋膜に感覚が移ってしまいます。「自分は境界である皮膚に触れている。皮膚の存在を尊重し、その中には決して入っていかない」というイメージを持ち続けるのが重要です。最初は3〜5分間程度を目安で良いでしょう。

皮膚の下にある筋肉が反応するか

外から侵害されない境界をつくるエクササイズ

身体の境界としての存在を尊重して、皮膚に触れる。最初は触れられている部分の皮膚感覚が目覚め、次第にそれが身体全体の皮膚へと拡がっていく。

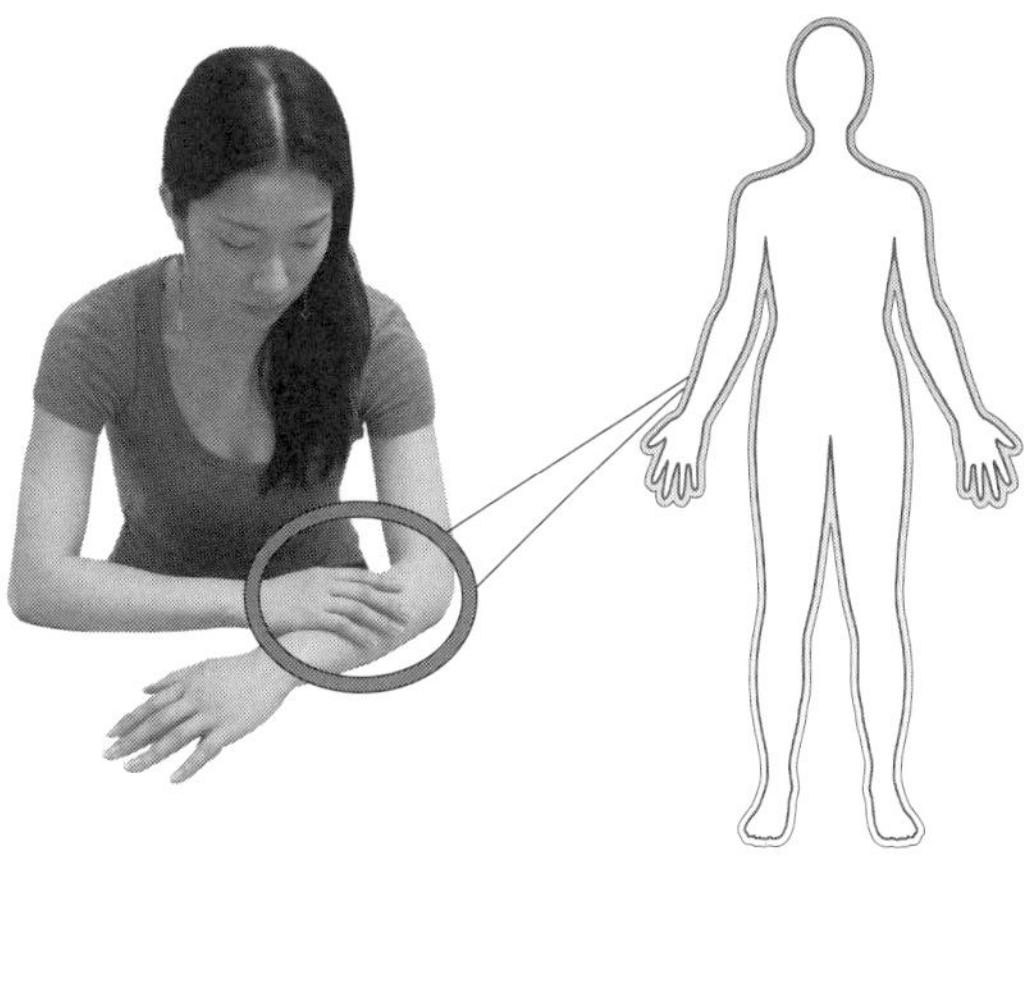

もしれないし、それとは離れた場所の筋肉が動き出すかもしれません。触れている部分の皮膚感覚が目覚めてくると同時に、それとは離れた全く別の場所の皮膚の反応が起こるかもしれません。身体全体で起こっていることを観察しながらも、触れている場所の皮膚感覚は持ち続けてください。そして、それを十分に味わったら、手を離して身体全体の皮膚感覚に意識を向けてみてください。ビニール人形のビニールの部分のように、皮膚が身体全体に均質に張り巡らされている感じが、先ほどよりイメージしやすくなったでしょうか？　また、このとき気持ちがどのように変化したかにも注意を向けてください。境界が明確になることで、自分の身体の存在がしっかりりして、同時に外側の世界の情報もしっかり見られるようになり、安全であると感じられるかもしれません。外側の情報を身構えることなく受けとり自然に反応するためには、自分の身体が安全だという感覚があることが大事なのです。

◎動きの可能性を拡げる

この章の始めに、「皮膚は外部感覚器官でもあり、同時に内部感覚器官でもある」

と述べました。この感覚を実際に体験してみましょう。

EX

裸足で立って床を感じてみて下さい。最初に、「足裏が床に触れられる」とイメージして下さい。この時、姿勢が普段に比べてどのように変化したか覚えておいて下さい。次に、「足裏が床に触れる」イメージをして下さい。

先ほどと比べて、姿勢や身体の感覚はどのように変化したでしょうか？　前者では身体全体（特に脚）

「触れられる」、「触れる」イメージによる身体の変化

01 「足裏が床に触れられる」イメージ。身体全体が沈む感覚が起こる。
02 「足裏が床に触れる」イメージ。今度は、身体が伸びるような感覚が起こる。

01
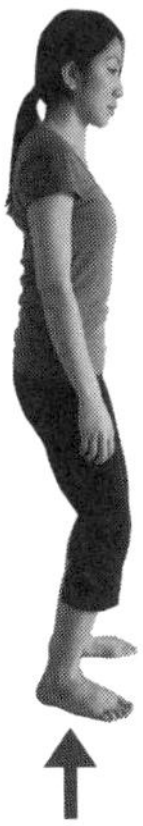

02
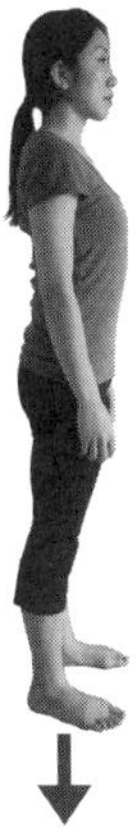

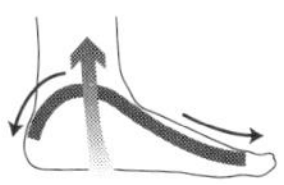

がリラックスして、身体が沈むような感覚が起こり、後者では脚が地面をしっかりと踏みしめながら身体が伸びるような感覚が起こったとおもいます。皮膚が「触れられる」というイメージにより、身体の内側に意識が向いて、内部感覚器官としての機能が活性化し、皮膚で外にあるものを「触れる」というイメージで、身体の外側の世界に意識が向いて、外部感覚器官としての機能が活性化した状態になるのです。

皮膚は内外どちらの感覚器官を活性化させるかで、身体の動きにも影響を与えるのです。足裏で「触れら

グラウンディングのエクサイサイズ

足裏が床に触れられる（01→02→03）、足裏が床を触れる（03→02→01）を繰り返すと、地に足の着いたグラウンディングの感覚が得られる。

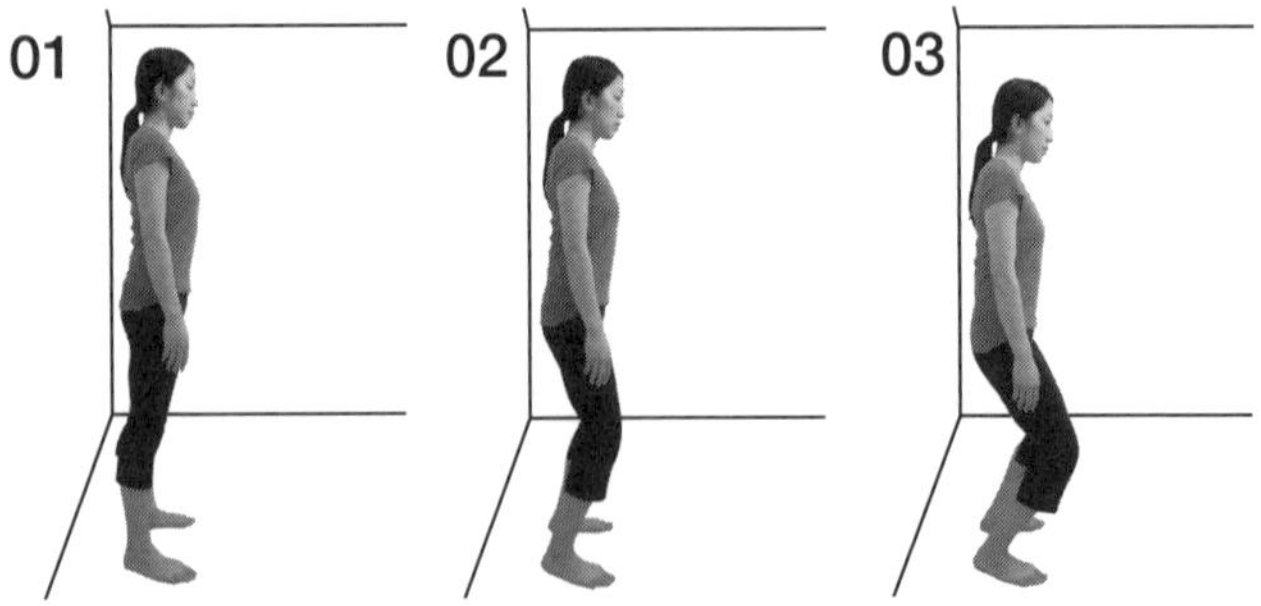

れる」と「触れる」のイメージを連続的に行うと、軽いスクワットを繰り返すような動きの感覚が起こり、いわゆる「地に足が着いた」グラウンディングの感覚が得られます。
　この感覚を手のひらでも確認してみましょう。

EX

　立った状態で壁に近づいて、手首や肘の力を抜いて、両手のひらを壁にぴったりつけてください。最初に「手のひらが壁に触れられる」イメージで皮膚などの内部感覚器官としての機能を活性化し、次に

「触れられる」、「触れる」のエクササイズ

「手が壁に触れられる」イメージで身体が壁に近づいていく。

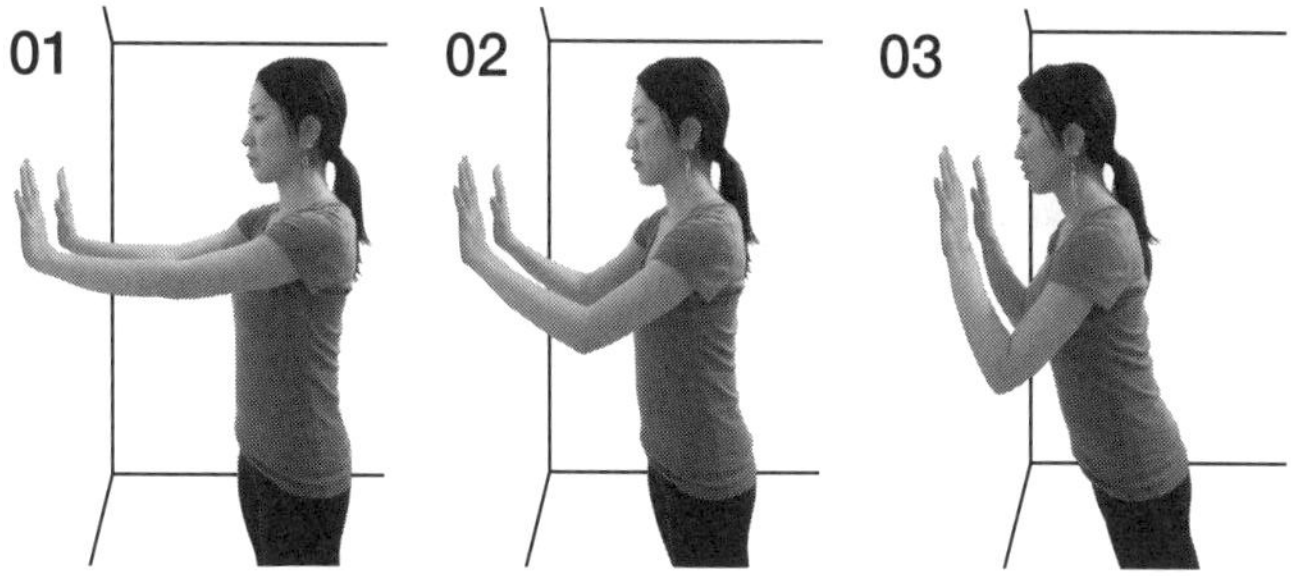

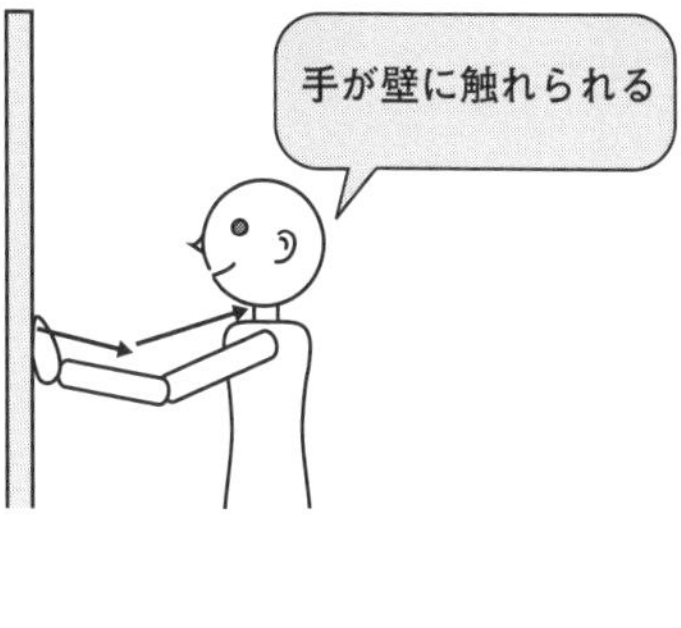

「手のひらで壁に触れる」イメージで外部感覚器官としての機能を活性化して下さい。前者では、腕の力が抜けて肘が曲がり、身体がリラックスしながら壁に近づいていき、後者では腕で壁を押して身体を支える感覚が起こり、身体が壁から離れていくのが感じられるはずです。「触れる感覚はやりやすいが、触れられる感覚をイメージすると違和感がある」などのように、両者のバランスに差がある

「手が壁に触れる」イメージで身体が壁から離れる。

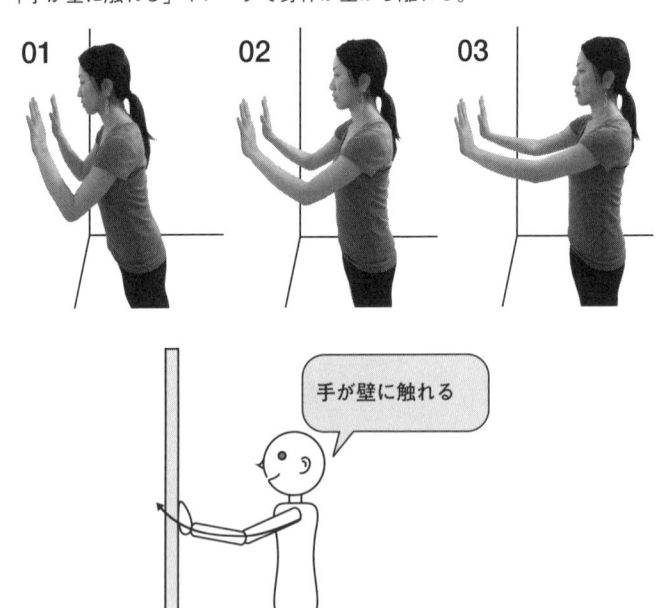

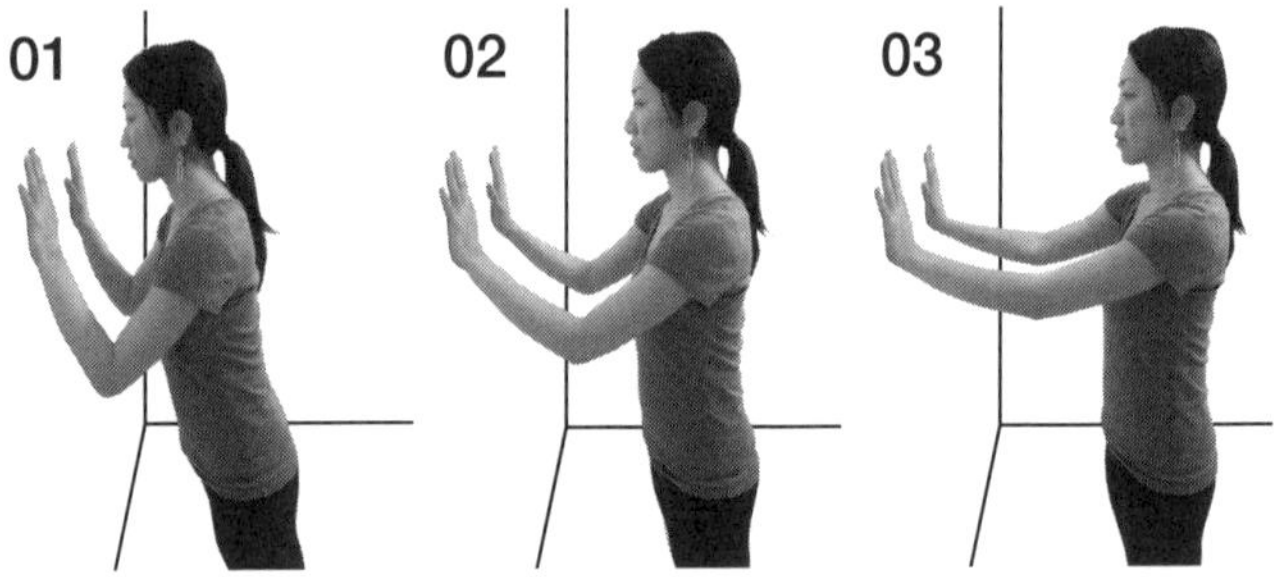

かもしれません。「触れられる」感覚に馴染みのある人は、身体の内部感覚に意識が向かいやすく、「触れる」感覚に馴染みがある人は、身体の外側の世界に意識が向かいやすいという傾向があるともいえます。

これを何回か繰り返して内外の感覚器官を交互に活性化させると、両者のバランスがとれていきます。これは皮膚がホームポジションにいたるための有効なエクササイズになります。

楽にタイピングする方法

01 タイピングする時、キーを押すことに意識が強いと、指に力が入り身体全体が緊張して前のめりの姿勢になりやすい。02「指の皮膚がキーに触れられている」というイメージを持つと、指〜腕〜身体全体の力が抜けて姿勢が安定し、タイピングの動きが軽やかになる。

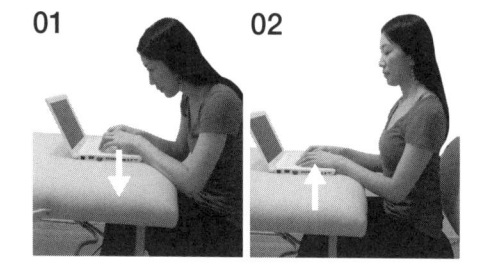

01

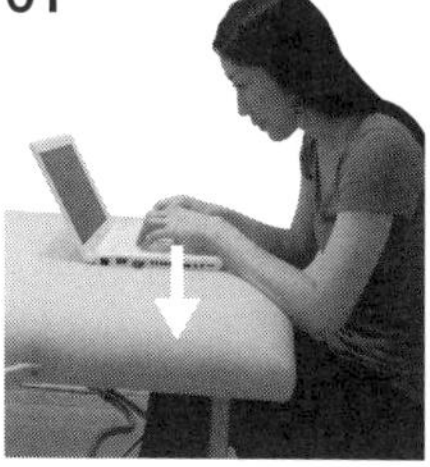

02

◎空気を使って皮膚感覚を活性化させる

ここまでは、実際に何かに接触することで皮膚感覚を活性化する方法を見てきました。しかし、現実には身体全体がいつも何かに触れているわけではありません。そこで、日常の中で皮膚全体を活性化させるために、身体の周りにある空気との接触をイメージする、という方法をとります。

「空気との接触」といわれるとピンとこないかもしれませんが、とにかく体験してみましょう。ま

身体全体の皮膚で空気を感じて歩く

01 「皮膚が空気に触れるように歩く」→「風を切って歩く」02 「皮膚が空気に触れられるように歩く」→「風に吹かれて歩く」　両者の違いを体験してみよう。

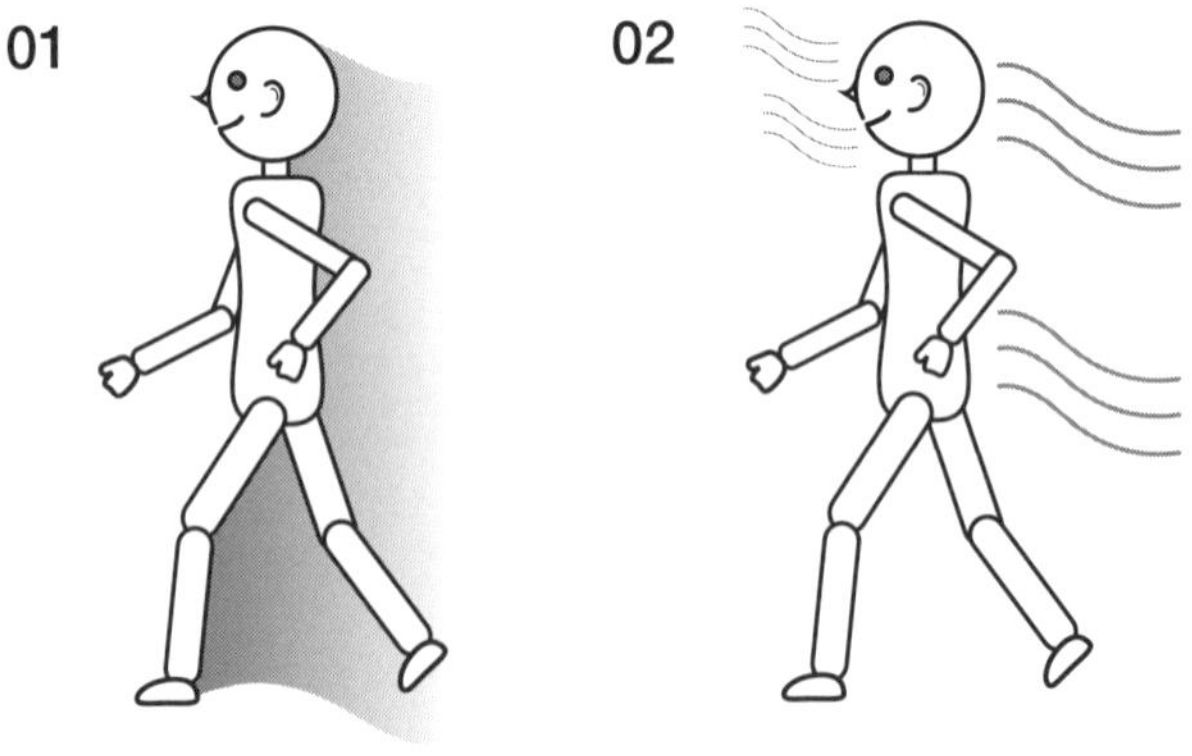

ずは、身体全体の皮膚が周りの空気に触れるようにして歩いてみてください。「風を切って（歩く）」というイメージです。次に、周りの空気が皮膚に触れるような感覚で歩いてください。今度は「風に吹かれて（歩く）」というイメージです。

前者はアクティブで躍動感があり、後者は静かで流れるような感覚になるとおもいます。「場の空気を支配する」、あるいは「場の空気を読む」ようなことが上手にできるのは、皮膚感覚の使いこなしと関係があるといえるかもしれません。

では次に周りの空気を感じることを通して、身体全体がホームポジションに至ることができる様になるためのエクササイズを紹介します。

EX

立った状態で、身体全体の皮膚が周りの空気に触れるようなイメージを持ちながら、息を吸ってください。次に、皮膚が周りの空気に触れられるようなイメージを持って息を吐いてください。これをしばらく繰り返してから、身体全体の感覚がどのようになっているかを感じてみてください。力が抜けてリラックスしつつも、どの方向へもスムースに動き出せる安定性を感じることができるとおもいます。もしかしたら周りの空気の流れが感じられて、太極拳のような身体全体の滑らかな動きが自然に起こるかもしれません。

外の世界からの情報に自然に反応するような動きが起こるという意味では皮膚がホームポジションにあることは特に重要であるといえます。この皮膚のホームポジションの感覚を何度か体験しておくと、エクササイズを行わなくても、「空気に触れながら、触れられてもいる」とイメージするだけで、身体はいつでもホームポジションに至ることができるようになります。

皮膚のホームポジションのためのエクササイズ

01 身体全体の皮膚が周りの空気に触れるようなイメージで、息を吸う。
02 身体全体の皮膚が周りの空気に触れられるようなイメージで、息を吐く。01と02を何回か繰り返して、身体が空気に動かされるような感覚が起こったら、自然に動くがままにしておく。

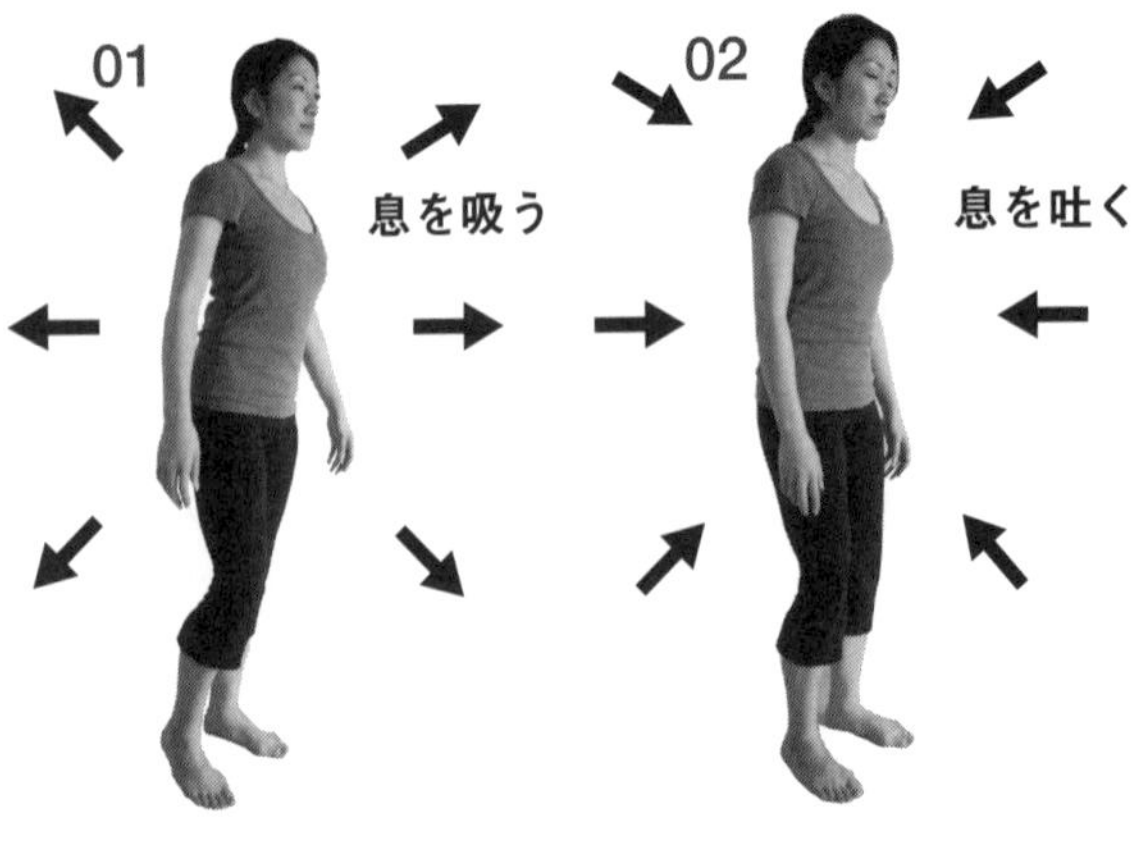

◎「アクティブタッチ」

皮膚に何かを押し付けられて、その質感を感じるのが受動的触覚だとすると、何かを探索しながら、感覚を確かめることを能動的触覚「アクティブタッチ」と呼びます。

例えば、点字などがその典型例といえます。指を動かすことで初めて読み取る感覚が生じるのです。これは感覚受容と運動制御がセットになっているという点で、前者とは神経機構が異なります。ボディワークでは、この「アクティブタッチ」がよく使われます。「足裏

アクティブタッチ

何かを探索しながら、触覚を確かめること。右図の例は武道の「合気上げ」という技法。掴まれた箇所から相手の力の方向や体勢を感じとることがポイントになる。

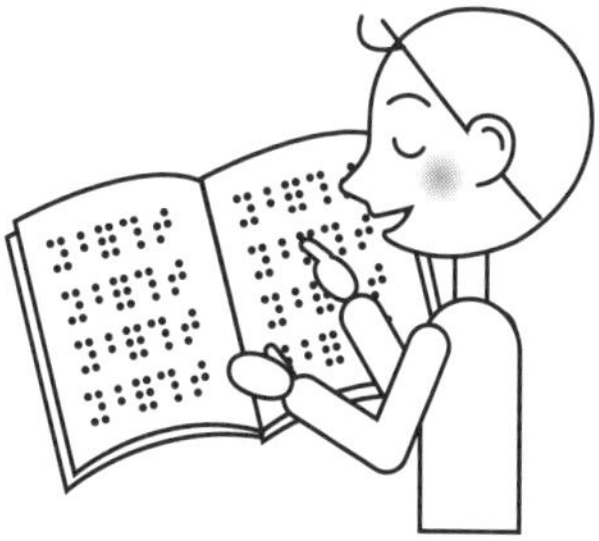

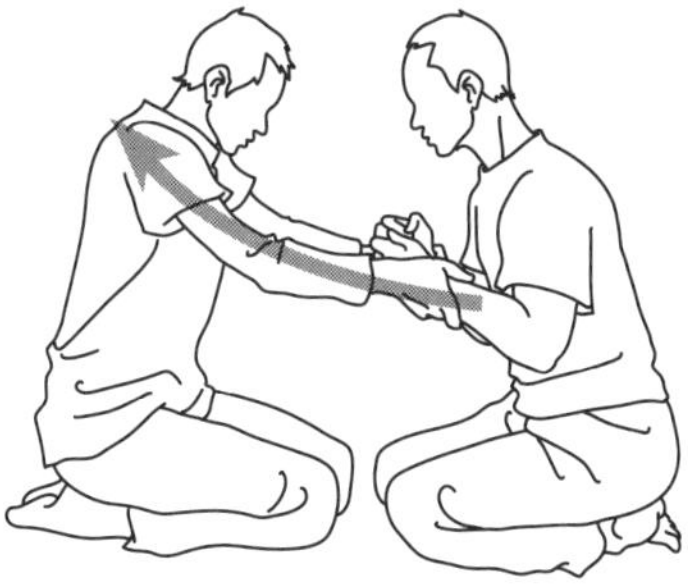

で床の面の質感を味わうように」などのイメージワークがそれにあたります。またロルフィングのセッションでは、手のひらや足裏でアクティブタッチを行うためにボールやクッションなどを使います。感覚と運動が同時に活性化することで、身体の内側からの滑らかで自然な動きが引き出されることが経験的に知られています。

私はこのアクティブタッチが手のひらや足裏だけでなく身体のあらゆる部位で使えることを、ロルフィングの先生であるウベア・ゴダール氏に教わり、よく使わせて

ボールを使ったアクティブタッチ

身体を反らせる動きに、手のひらのアクティブタッチを加えた例。アクティブタッチ無しの時と較べると動きが滑らかになる。この時、足裏から床へのアクティブタッチも同時に行うとより大きな効果が得られる。

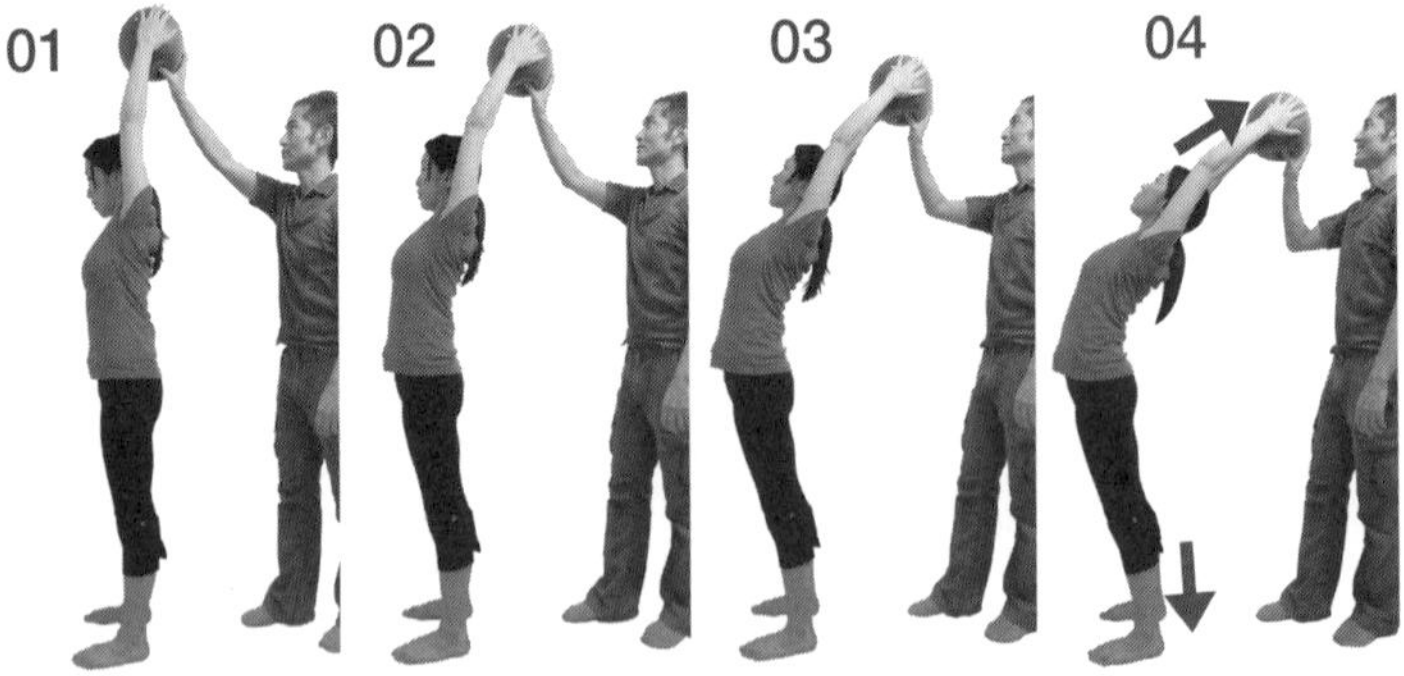

もらっています。例えば、胸椎の前後への自由な動きを引き出したいときは、次のようにします。

EX

胸の前後に手を置いて、胸と背中で接触面を感じてもらいます。手の代わりに、ボールを置いても構いません。そして、胸に置かれた手のひらの質感を探索するようなイメージを持つと、自然と胸が前に出てくる動き（胸椎の伸展）が起こります。この時、背中側に置かれた手に対する感触を少し残しておくことが内側

アクティブタッチを使った胸椎のエクササイズ

胸の前後にボール（あるいは手）を置いて、胸と背中で接触面を感じる。胸からのアクティブタッチで胸椎の伸展、背中からのアクティブタッチで胸椎の屈曲の動きが起こる。動く側と逆側の皮膚感覚も残しておくことがポイント。背骨のどの部位でも行うことができる。

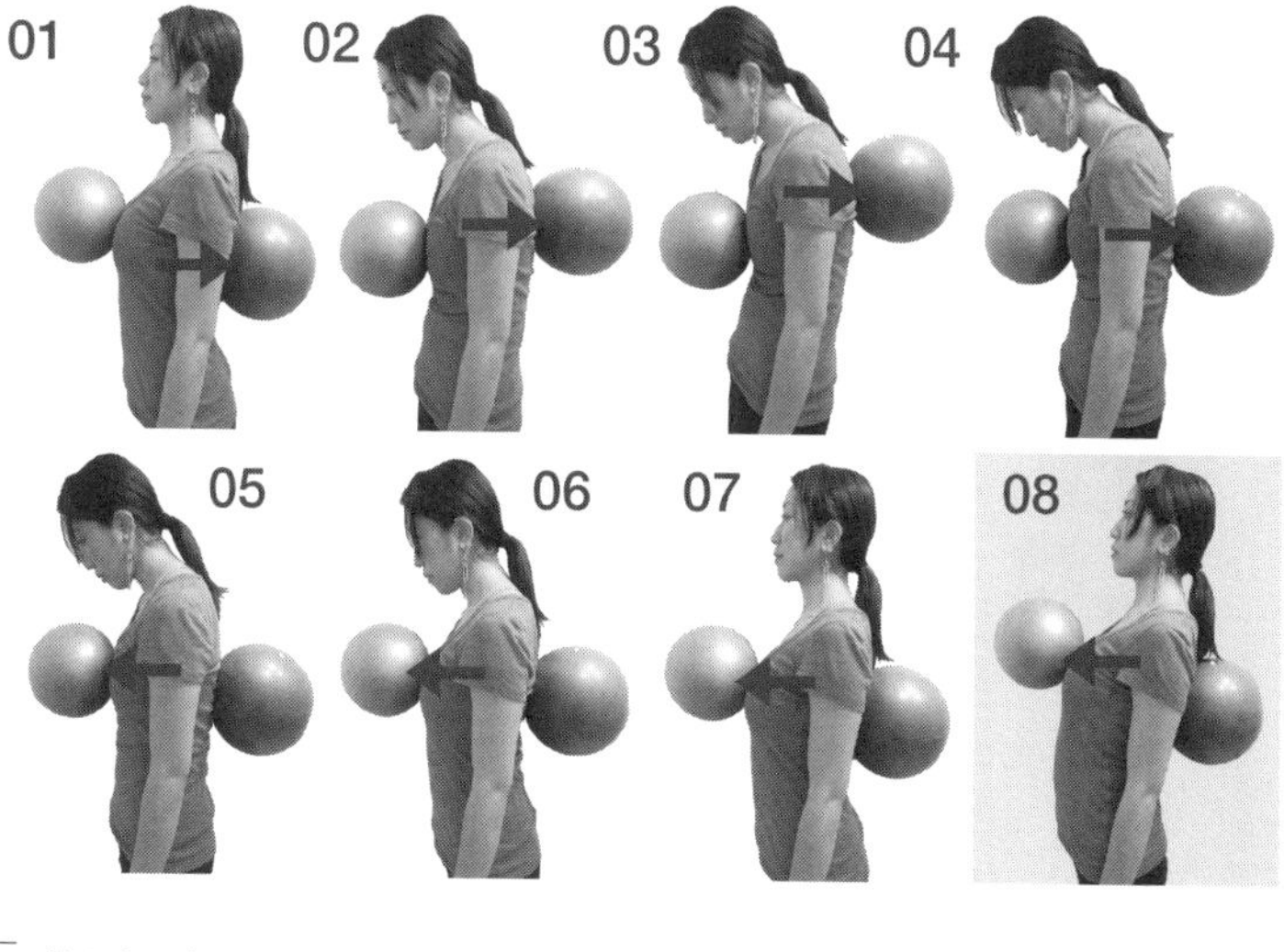

からの自然な動きのためのポイントになります。前への動きが終わったら、今度は後ろへの動きも行ってください。普段とは全く違う背骨の動きになっていることが感じられるでしょう。

これは、感覚と運動の連動性を高めるという意味で、ホームポジションを身につけるために大変役に立ち、ヨガ、ダンス、武術などの動きへ応用することも可能なエクササイズになります。

◎筋肉、筋膜を緩めるには、まず皮膚を緩める！

この章の前半で「怪我をすることで皮膚感覚の機能が不全となり、身体の内部の組織も正常に機能できなくなることがある」と述べました。ただし、皮膚感覚の機能が不全となるのは、怪我ばかりが原因ではありません。精神的なストレスが影響することもあれば、一般的に元々皮膚感覚が弱くなりやすい身体の部位もあります。その代表的な部位が「喉」です。喉は気道、食道、神経、血管など大事な臓器が集中している場所で外からの侵害に対して敏感で、皮膚感覚が過敏、あるいは希薄になりやすい傾向があります。2章で「耳が緊張することで胸鎖乳突筋という首（喉）の筋肉が緊張するが、これをマッサージやストレッチで緩めることは難しい」という話が出てきました。その理由の一つに喉の皮膚感覚の問題があります。つまり、身体の中にある筋肉と筋膜を緩めるには、まずその外にある皮膚を緩めておく必要があるのです。ここでは皮膚と筋膜の感覚器官を活性化することで、胸鎖乳突筋を緩める方法を紹介して、7章「筋肉編」、8章「筋膜編」、9章「皮膚編」のまとめとしたいとおもいます。

EX

まずは、胸鎖乳突筋が付着している周辺の首（のど）の皮膚に触れて、本章の前半に登場した「侵害されない境界をつくる」のエクササイズを行います。筋膜や筋肉を捉えようとするのではなく、表面にある皮膚の感覚器官が目覚めるのを待ってください。

この段階では、のどを右側と左側に分けて、それぞれの側の皮膚全体を捉えるぐらいの感覚で胸鎖乳突筋そのものをあまり意識する必要はありません。のどの筋肉がぴくぴく震えるような反応が起こったり、首や肩が動き出すかもしれませんが、身体で起こることをただ静かに観察します。のどの皮膚感覚がある程度目覚めてきたら、「のどの皮膚が手に触れられている」というイメージと、「のどの皮膚が手に触れている」というイメージも行います。

次に胸鎖乳突筋の筋膜を捉えます。

EX

筋肉の真ん中あたりから末端が付着している骨（片側は乳様突起、もう片側は鎖骨、胸骨）にかけて、左右の手の指を軽く置いて、そこに筋肉

胸鎖乳突筋を緩めるエクササイズ　#1（皮膚）

のどの皮膚に触れて、侵害されない境界をつくるエクササイズを行う。

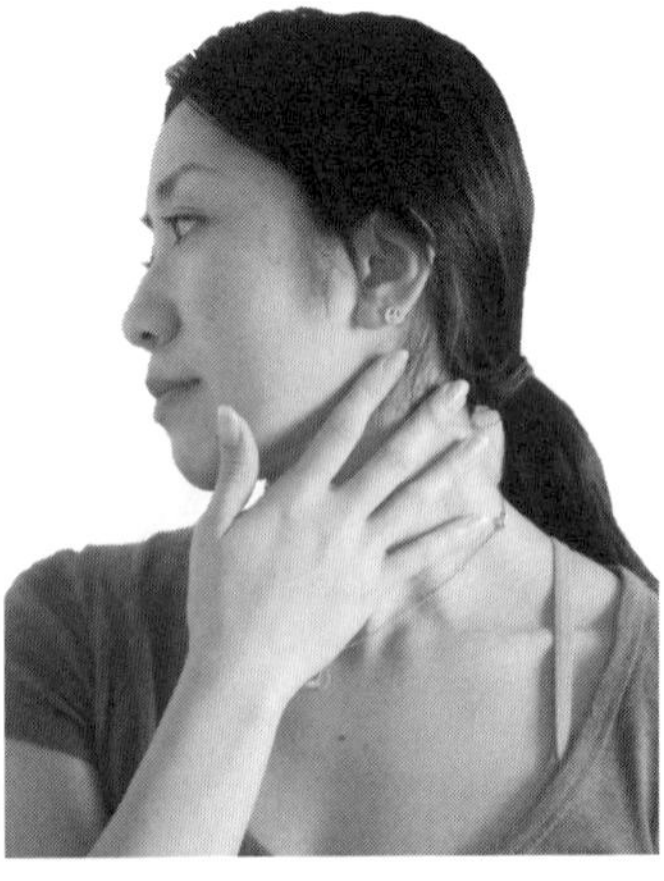

全体を覆う薄くて柔軟性のあるシートがあるとイメージしてください。シート全体を捉えて待っていると、自然にそれが拡がってくるのが感じられるとおもいます。もし変化が感じにくければ、シートが両端に向かってほんの少しだけ拡がるイメージを持つと反応が進みやすくなります。ただし、くれぐれも手でひっぱるような動きは行わないでください。先述の通り、のどは非常に繊細な場所なので外から強い刺激を与えると身構え

胸鎖乳突筋を緩めるエクササイズ　#2（筋膜）

胸鎖乳突筋の両端周辺に軽く手を置いて、筋肉全体を覆うシートがあるとイメージする。シート全体を捉えて待っていると、自然にそれが拡がるのが感じられる。

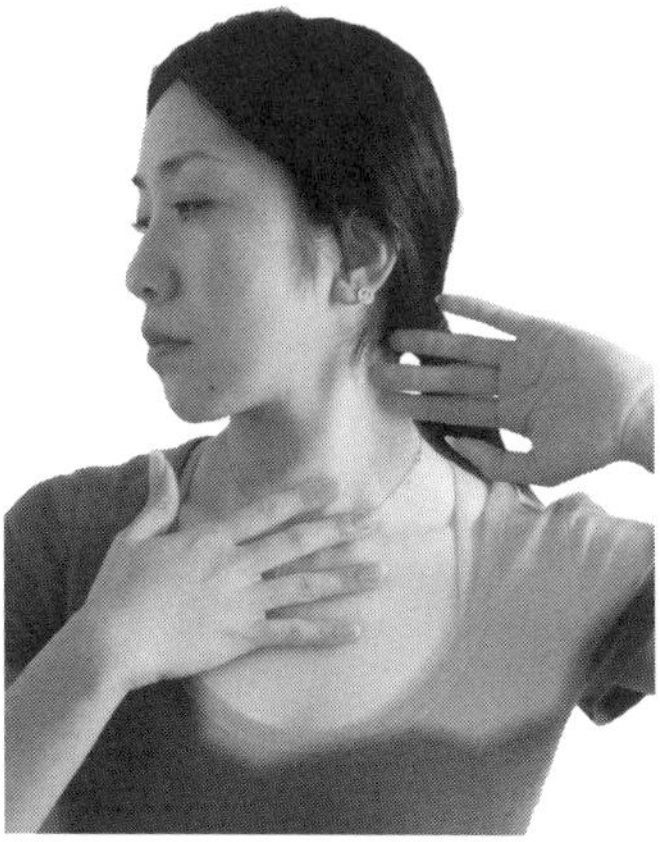

て固まりやすいのです。

胸鎖乳突筋の筋膜のシートが拡がると、それは周りの筋膜のシートに伝わり、結果として周辺の筋肉にも影響を与えて、首を中心とした身体全体に反応が起こり、胸鎖乳突筋は周りの筋肉や他の臓器とバランスをとりながら緩むことができるのです。

身体に対する働きかけは、まず皮膚とのコンタクトから始まります。その存在を尊重することなく、筋肉や筋膜に働きかけることは効果的でないばかりか、身体の持つ

筋膜のシートを捉える

01 シート（筋膜）の両端から軽く手を置いて、シート全体を捉えるようなイメージで待っていると、自然とふわっと拡がるような感覚が起こる。
02 くれぐれも指で引っ張るような強い刺激は加えないこと。

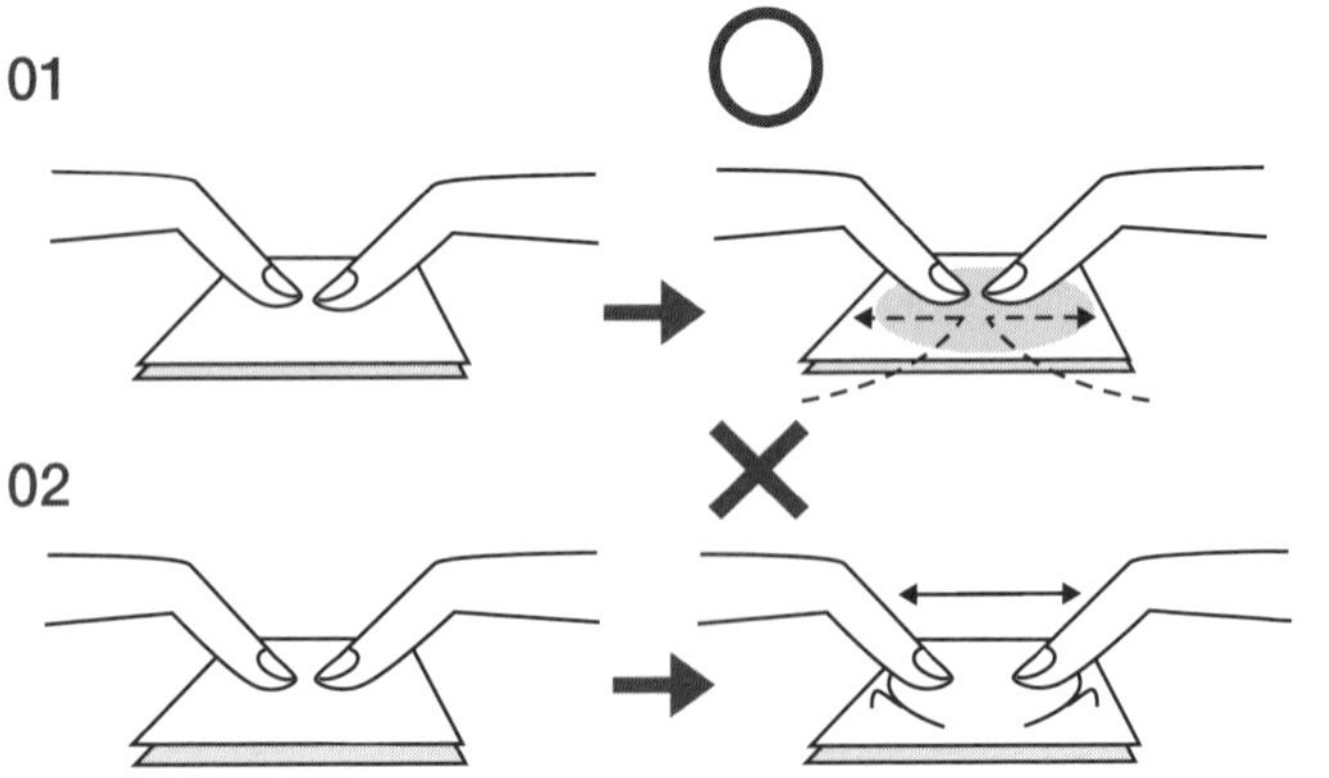

繊細な感覚を損なわせてしまう危険性もあります。私は施術の中で、クライアントさんが皮膚感覚を取り戻して、長年の身体の違和感から解放されて自由な動きを取り戻すという現場に数多く立ち会い、日々その大切さを実感しています。

みなさんにとっても、皮膚感覚の目覚めが自由な身体への扉となることを願っています。ここで紹介したエクササイズを是非試してみてください。

この章のポイント

- 皮膚は外部感覚器官でもあり、内部感覚器官でもある
- 皮膚感覚の3つの役割

①身体の形とサイズを知る
②身体の内外の境界を作る
③動きの可能性を拡げる

第十章

ホームポジションで カラダにきく!

◎頭で判断すると迷いが生じる？

ここまで「ホームポジション」とは「身体の外側にある情報を、身体の内側で柔軟に受けとり、自然な動きとして反応できる身体の状態」と説明してきました。もう少し平たくいうと、「自分の身体で判断してその通り行動できる状態」であるともいえるでしょう。

私たちの日常は、普段はあまり意識することはありませんが、「判断」と「行動」の連続です。特に現代は情報が過剰で、日常においても適切な判断を行うことが難しい場合が多いはずです。たとえばパソコンを購入しようとして、店員さんや友達の話を聞けば聞くほどどれを選べばよいかわからなくなってしまうようなことはありませんか？　あるいは、レストランで肉を選ぶか、魚を選ぶか散々悩みぬいて、最高の判断と信じて肉を選んだのに次の瞬間には魚への未練を感じたりすることがあるとおもいます。なぜ判断するのは難しいのでしょうか？　それは頭で考えて判断しているからです。もちろん頭で考えることが悪いわけではありません。迷うことも楽しみのひとつです。ただはっきりしているのは頭でいくら考えても判断の材料は増えても絶対唯一の正解は見つからないということです。

迷いがあるから行動にもスムースに移れません。自分で選んだ道なのに、なんだか進む気がしないということがあるかもしれません。ではどうすればよいか？　身体に聞けばよいのです。「身体は正直」といいますがそれは本当です。身体は実にはっきりした答えをもっているのです。肉がよいか、魚がよいか、あるいはどちらも食べないほうがよいか、などというのは身体に聞けばはっきりした答えが得られるのです。身体が選んだ答えだから、心底納得しておいしく頂けるのです。

また身体は自分が居心地よいかどうかという判断基準で選ぶので、選んだことに対しては素直な身体ですぐ行動へ移せます。こんなストレスフリーで物事がスムースに進む生活をしてみませんか？　レストランを選ぶのにネットで調べて失敗しない選択をするのも満足感がありますが、身体でおいしい店を探し当てられる能力を開発するのも楽しいものです。ここではその方法のいくつかを紹介したいとおもいます。

◎身体の「正中線」にきく

ここで少し前に戻って、5章の「鼻を緩める」の内容を思い出してください。匂いを嗅ぐことで身体本来の正中線を感じることができるというのがありましたね。覚えていますか？この正中線の状態を身体の判断の基準とする方法をここで紹介します。

自分にとって好ましくない匂いを嗅いだときに「鼻先が曲がる」っていいますよね。この時に実は正中線全体が捻れているのです。嫌な匂いに出会うと、気分が悪くなるだけじゃなくて身体が捻じ曲げられるような感じがしませんか？　実際、気分だけじゃなく筋力や柔軟性も低下しているのです。この身体の特性を生かしたのが「筋反射テスト」だと私は考えています。

「筋反射テスト」というのはご存知でしょうか？　いろいろなやり方がありますが、例えば代表的なものとしては、Oリングテストがあります。アレルギー反応を調べるときに、対象となる食べ物を身体に置いて指の筋力の変化を調べるものです。食べ物が自分に合わなければ筋力が自然に低下し、Oリングが開いてしまうわけです。歯医者さんで金属を入れる時にこのテストを使う場合があるので受けたことがある方もいるとおもいます。ほかには肩の筋力を調べたり、左右の腕の長さを確認するテスト法などがあります。

「匂い」という自覚できるものでなくても、嫌なものに対しては正中線が捻じ曲げられるという反応がでます。正中が曲がるから筋力が弱くなったり、腕の長さがアンバランスになるわけです。私自身は施術のなかでは正中のバランスそのものを直接確認するというテスト法をつかっていますが、慣れると自分自身に対してできるようになって便利です。判断に迷ったときに、それをイメージしたり、物であればそれを持ってみて自分の正中線の状態を観察しま

Oリングテスト

身体に合わないものを手に持ったり、嫌いなものをイメージすると、指の筋力が低下することを利用した検査法。食物や金属のアレルギー反応を調べる時などに使われる。

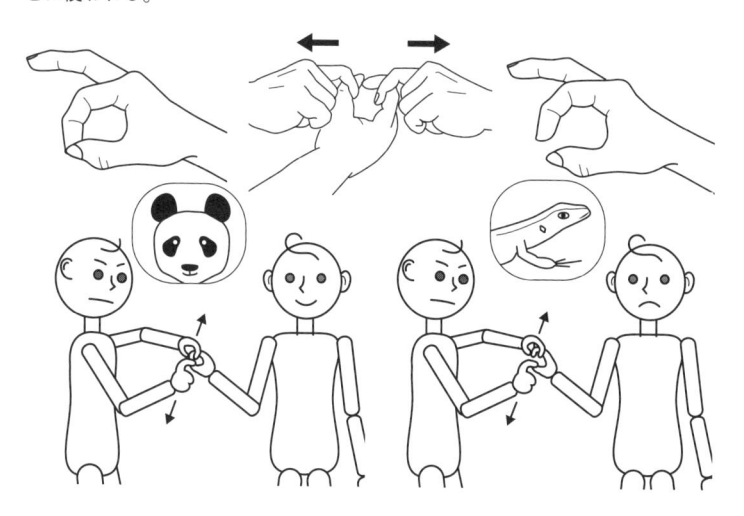

す。正中が整えばイエス、正中が振れればノーということになります。

ここで正中を意識する方法を二つ紹介します。一つ目は、4章の「口を緩める」で出てきた「上あごからぶら下がるソーセージ（内臓全体）」を意識する方法です。正中がニュートラルな状態ではソーセージがどこも引っかからずに肛門までぶらぶらぶら下がるのがイメージできます。

調べたいものを持ってみて、このニュートラルな状態が維持できればOKです。逆に身体に合わないものを持つと、ソーセージが途中で引っかかってぶら下げがうまくいかなく

正中線の反応をみる

身体に合うものを持てば正中線が整い、身体に合わないものを持てば正中線がずれる。写真は、筆者がクライアントさんの正中線のバランスを確認しているもの。

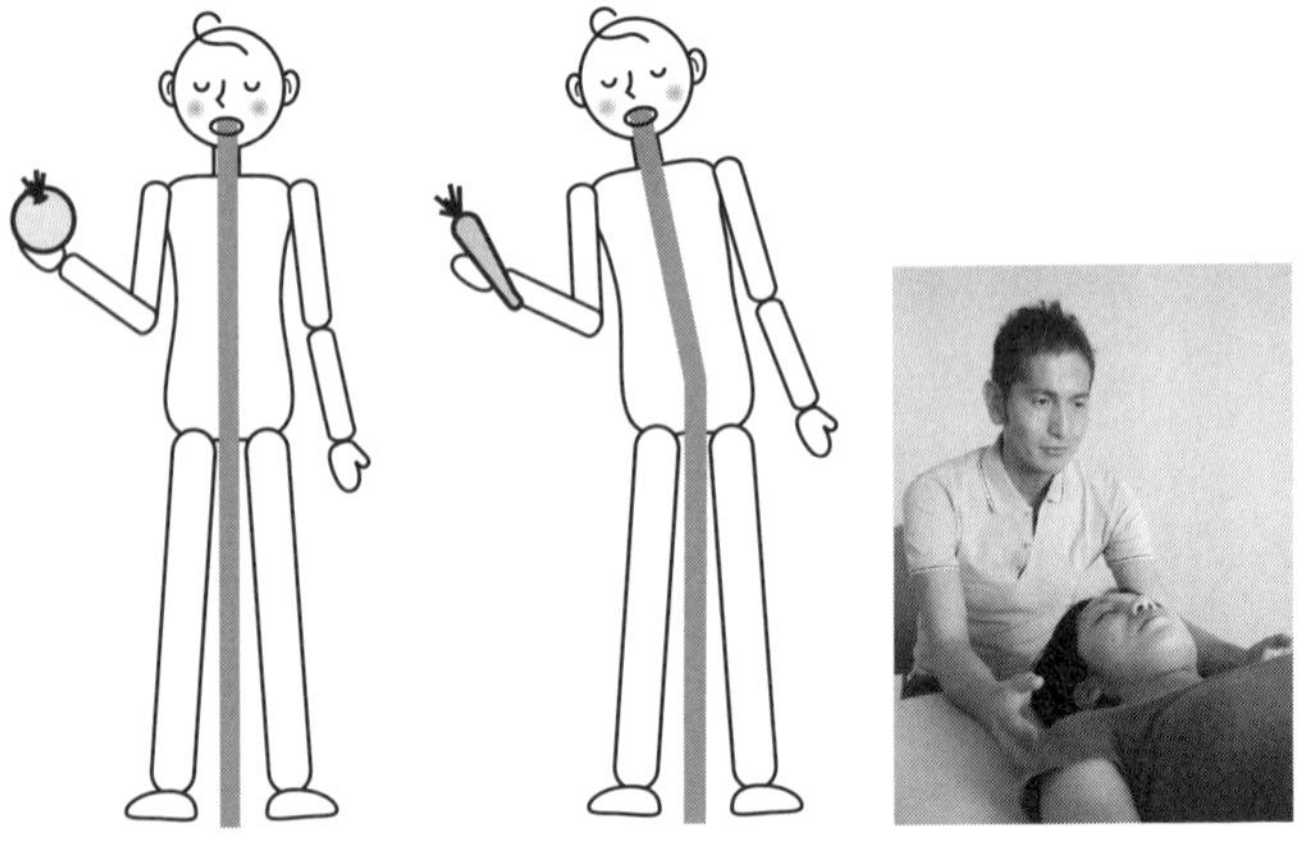

なるのでそれで判断できます。先ほど述べた「おいしいお店を探す」場合には内臓の反応で判断するこの方法が有効です。

もう一つの方法は、5章「鼻を緩める」の「篩骨を通して正中線を感じる」です。篩骨の意識があると反応のセンサーの感度が上がって正中の微妙な変化にも気づきやすくなります。そういえば勘がいいことを「鼻先が利く」といいますが、そういうひとは篩骨の意識が明確で、無意識に正中線の変化を感じ取っていると言えるかもしれませんね。

◎頭の動きにきく

次に、身体の判断を頭の動きで確認する方法を紹介します。納得できない話を聞いている時は、「う〜ん」と唸りながら首を捻って固めているし、納得したときには「うんうん」と深く頷きますよね。「NO」の時は首を回して、「YES」だと頷く、この反応がいつでも自然に出てくれれば問題はないのですが、特に人を相手にしている場合そうはいかないことが多いのも事実です。例えば、自分より立場の偉い人の話を聞く時は、頭をやや下げて伏し目がちな姿勢になります。こういう状況では話の途中で「あれっ、おかしいぞ」と気づいてもなかなか「NO」と言えないものです。それには理由があります。一生懸命聞こうとして、耳を緊張させます。耳を緊張させることで、そこに付着する筋肉、この場合は左右の胸鎖乳突筋が同時に緊張します。その結果、顔を前に突き出したような形で固まります。これでは胸鎖乳突筋の本来の機能である「首を左右に振る」という動きができなくなってしまいます。「NO」といえないのはメンタルな問題もありますが、それよりも耳の緊張が首の筋肉に伝わり頭の動きを固めてしまっていることのほうがよっぽど大きな問題なのです。耳を緩めて、胸鎖乳突筋を緩めて、自分が「NO」であると感じていることを自覚できるニュートラルな状態で人の話を聞けると楽になります。

今度は自分が快くおもっていない相手の話を聞いている時のことを思い出してください。ぐっとあごを緊張させているのに気づきますか? この状況では、どんなに話の内容がすばらしくても「YES」と頷くことができません。歯を食いしばってあごを緊張させたまま、頷こうとしてみてください。とても難しいですよね? 無理に頷こうとすると首根っこに緊張が起こり、身体が窮屈に感じるはずです。

もちろん、不快なものに対しては あごを固めて飲み込まないように身構えることは必要です。ただあごの緊張が習慣化してしまい、何に対しても「ＹＥＳ」と反応できなくなってしまうのは問題です。これは、性格や心がけの問題だけではなく、身体の問題であると認識することが重要です。

あごを緩めて、納得できた時には素直に「ＹＥＳ」といえるニュートラルな状態で話を聞けるようになると、いろんなことがスムースになります。さらに、「ＮＯ」も「ＹＥＳ」も人の話を聞くときだけのことでは

あごが緊張していると、物事を受け入れにくくなる

あごを緊張させたまま頷こうとすると首に緊張が起こり、身体が窮屈になる。あごの緊張が習慣化してしまうと、何に対しても「YES」と反応できない状態になる。

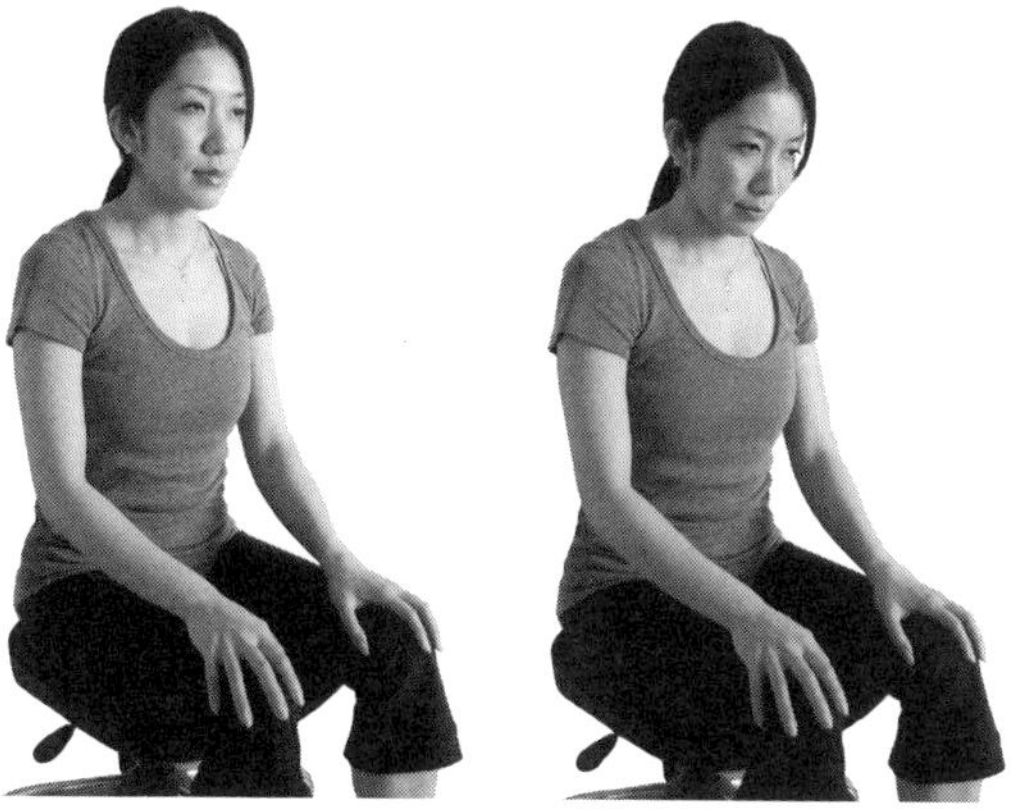

なくて、日常の判断すべてに使えることをここで提言しておきたいともいます。例えば、お店でものを選ぶとき、あごと首を緩めた状態で対象となる商品を持ってみてください。そしてそれが自分に必要かどうかを自分の身体に問いかけてみてください。そうすると、首を振るか頷くか、頭の動きでその答えを身体は教えてくれます。特に本当に必要なものに出会ったときは、胸の奥から深く頷く動きが起こります。このとき首を深いところで支える「頭長筋、頸長筋」という筋肉が活性化するので首が安定しのどが自由になります。のどが

深く頷く動き

あごと首が緩んでいると、自分に必要なものや情報に対しては、深く頷くような動きが自然に起こる。このとき首の深部を支える筋肉（頭長筋、頸長筋）が活性化する。

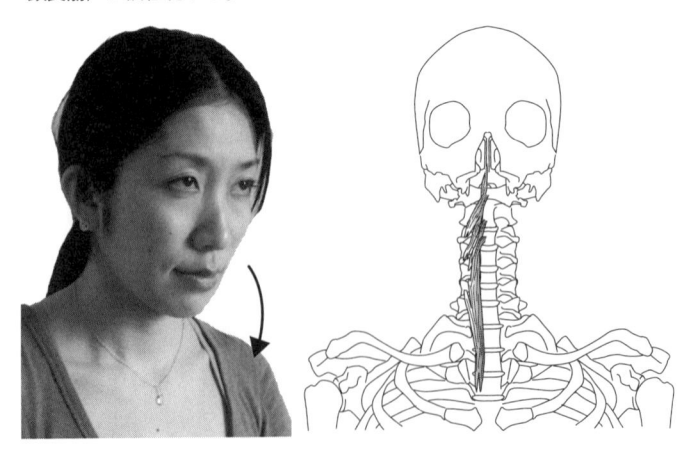

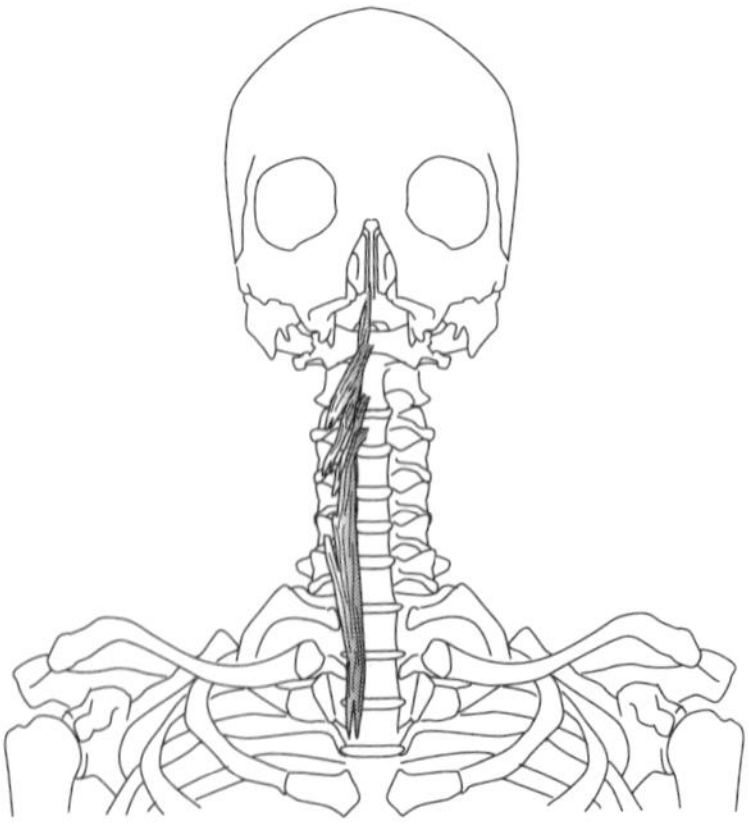

自由になれば、今度は胸の中にあるものを溜め込むことなく、自然に口から出せるようになります。これこそ「身体の外側にある情報を、身体の内側で柔軟に受けとり、自然な動きとして反応できる身体の状態」というホームポジションが体現化された状態といえるでしょう。

「身体にきく」という感覚を、是非日常の中で練習してみてください。

この章のポイント

・物事を判断する時には、身体の反応にきく

・身体にきくための2つのチェックポイント

①身体の正中線のバランス

②頭の動き

最終章

私のホームポジション

本章では、私にとってホームポジションがどのように役立ち、どのように私を支えてくれているかについてお話しして、本著を締めくくりたいとおもいます。

◎充実感を持って生きる

僧侶だった祖母の影響もあり、私は小学校の頃から自然に座禅に親しんで育ちました。ボディワークに出会ってからは、座禅を行う際にも身体の内部感覚に意識を向けるようになり、そのことによって自然に思考が働かなくなり、座禅を行うのが楽になっていきました。

そんなある時、美しい自然の中で座禅を組む機会がありました。とても清々しい気持ちのよい空気の中で、座禅を組む身体の姿勢が自然と変化していくのに気づきました。周りの空気が、楽で自然な姿勢へと導いてくれているかのようでした。それはこれまで持っていた身体のあるべき姿に対する思い込みからは全く想像もつかないような身体のあり様でした。何の努力も緊張も無く、ただそこに座っていると、今まで感じたことが無いような感覚が押し寄せてきました。その全てを言語化することはできませんが、敢えていうなら「肉体を持って生きていることの充実感」あるいは「いま、ここにいるという感覚」がありました。またそこでは、「幸せ」、「喜び」、「平和」、「愛」、「力強さ」などの感覚が概念としてではなく、身体の感覚として体験されていました。この時初めて、禅でいうところの「無になる」とは「無感覚になる」ことではなくて、「何もしなくても、生きている充実感がある」ことだと実感し、心が軽くなった気がします。

さらにそのとき、自分の内側の

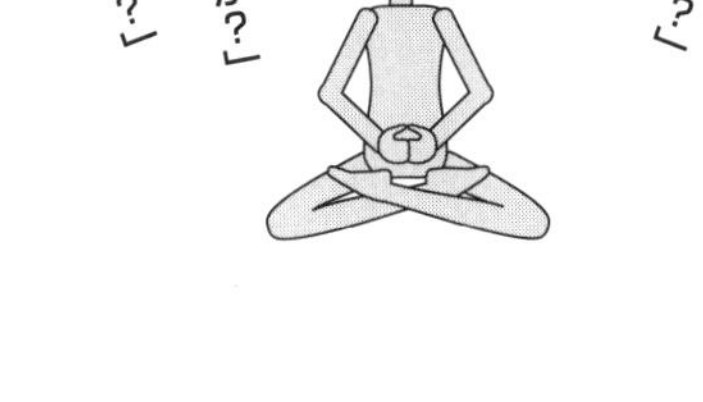
「幸せとは何か?」
「愛とは何か?」
「無になるとは何か?」
「生きるとは何か?」

深くを感じると同時に、外の世界を非常に敏感に感じ取っていることに気づきました。樹の葉っぱの模様までもが細密に目に入り、はるか遠くの小鳥のさえずりが耳に届き、澄み渡った空気の流れを皮膚で感じていました。外の世界に対して、感覚がこれほどまでに開かれうるものなのかと驚きました。「自分が樹を見ているようで、樹に自分が見られているようでもある」という禅の境地の感覚をまさに体験していると感じました。

このすばらしい感覚の体験は、感覚器官を意識することで日常生活においても再現可能である、ということに気づき、ホームポジションについて考えていくきっかけの一つにもなった貴重なものです。この体験を経て私は、「生」とは、世界との関わりの反応として得られる身体の感覚の瞬間瞬間の積み重ねであり、その中にこそ身体をもって生きていることの充実感があるのだと考えるようになりました。私にとってはホームポジションにいることが、充実した毎日を過ごすために欠かせないものとなっています。

◎施術者としての「存在の力」

　ボディワークを始めた頃、私はあるすばらしい女性の先生と出会いました。彼女のセッションを受けている時は、私の存在全てが受け入れられていると感じられ、そのことに深く安心し、委ねることができました。自分の深いところにある何かがうごめき、それが身体全体から外の空間へと拡がっていって、それとともに心と身体が解放されました。彼女のタッチの一つ一つに私の身体は喜びと感動に満たされながら反応し、まるで身体自身が自分の設計図を持っているかのように、外から特別な力を加えなくても、自然に身体が自分の力で整っていきました。

この彼女との出会いから私は、ボディワークの施術者にとって知識や技術があることは大前提ではあるけれども、クライアントさんと接する時の、人としての存在のあり様、「存在の力」とでもいうべきものが大事であることを教わったようにおもいます。その後も、たくさんのすばらしい先生との出会いがありましたが、どの先生も存在そのものの力で施術をしているように見えました。

私たちの身体は、身体の中で起こっていること全てをあるがままの状態でしっかり見てもらえていると感じると、「受け入れられ、許されていて、安心する」という感覚を持つことができます。そのことで、もともと私たちの中に備わっている生命力や自然治癒力が動き始めるのです。このようなすばらしいことが起こるのは、施術者自身の知覚が開かれていることによって、施術者がセッションの中で起こる全てのことを捉えられている状態の中にいることで可能になるのだと私は考えています。クライアントさんの身体の中で骨や筋肉や内臓がどのような状態になっているかを可能な限り詳細に読み取り、そして同時にその人の身体の周りにどのような空気の流れがあるかまでをも感じ取ることができるような繊細さと、それらの情報に対して、余計な先入観を付け加えないで、自然に反応できる素直さが必要なのです。この意味においてホームポジションにいることは、施術者である私にとって必要不可欠なものとなっています。

施術者としてうまくホームポジションにいられているのかどうかは、クライアントさんがいつも教えてくれています。セッションの中で私がホームポジションにうまくいられる時には、クライアントさんの自然な自己調整のプロセスが起こり、そうでない時には、そのプロセスが止まってしまうからです。このようにして私は日々クライアントさんのお身体に教えてもらいながら、どのようにすれば私が安定してホームポジションにいて、セッションの場を支えることができるのかを試行錯誤しながら学ばせて頂いています。クライアントさんとの出会いに感謝し、本著を通して、少しでも恩返しができれば幸いです。

あとがき

本著は「ホームポジション」への探求の第一歩です。今回は、「感覚器官をいかに使うか」というテーマを中心にそのテクニックを紹介してきました。最近、私が興味を持って取り組んでいるのは「知覚を開くことで得た情報を、いかに身体の動きに展開していくか」についてのテクニックの開発です。本著が「ホームポジション」の「知覚編」だとしたら、それは「動きの法則編」といえるものです。より多くの方々にとって効果がある方法を確認するために、ワークショップなどを通じてたくさんの仲間達と共に試行錯誤を重ねる毎日を送っています。近い将来、またこのようなより多くの方々にも役立てて頂ける形でご紹介できることを願っています。

本著の出版にあたり、お力添えを頂いた多くのみなさんに心より感謝を申し上げます。

ロルフィングのクライアントさんやワークショップの生徒のみなさん。私が施術者として経験を重ねて、「ホームポジション」のコンセプトを深めることができたのはみなさんのおかげです。ありがとうございます。

本著の帯に素敵なメッセージを寄せてくださった能楽師の安田登さん。安田さんとのご縁がきっかけで月刊「秘伝」誌に原稿を書かせて頂けることになり、それを本著として纏め上げることができました。ありがとうございます。

ロルフィングのアイダ・ロルフ博士、ウベア・ゴダール氏、キャロル・アグネセン氏、アナトミートレインのトム・マイヤーズ氏、バイオダイナミクスのジム・ジェラス博士、トム・シェーバー博士、ソマティック・エクスペリエンシングのピーター・レヴァイン博士、マギー・クライン氏、フランクリンメソッドのエリック・フランクリン氏、モートン・ディズマー氏。偉大な師との出会いに心より感謝します。

ロルフィング施術者の幸田良隆さん、田畑浩良さん、扇谷孝太郎さん、中村真之介さん、ボディワーク施術者の加藤かえ子さん、サイコセラピストの藤原千枝子さん。私が学びを続ける貴重な機会を提供して下さってありがとうございます。

「ホームポジション」をより多くの方に広めるために、講座の企画をしてくださった、朝日カルチャーセンター新宿校元スタッフの二階のぶ子さん、現スタッフの緑川奈々子さん。この本が生まれたのは、お二人のおかげです。ありがとうございます。

本著の全ての写真のモデルを引き受けてくださったヨガインストラクターの大谷友花さん。難しいポーズも快く引き受けてくださり、本当に感謝しています。

そして、「ホームポジション」というキーワードの発案者であり、本著作成を二人三脚で行ってきた同志のような存在であるＢＡＢジャパン編集部の下村敦夫さん。「ホームポジション」のコンセプトを、ここまで発展させることができたのは下村さんのおかげです。ありがとうございます。

最後に、いつも無条件にすべてを受け入れて私を見守り続けてきてくれた両親に心からの感謝を伝えたいとおもいます。


みなさん、本当にありがとうございました。

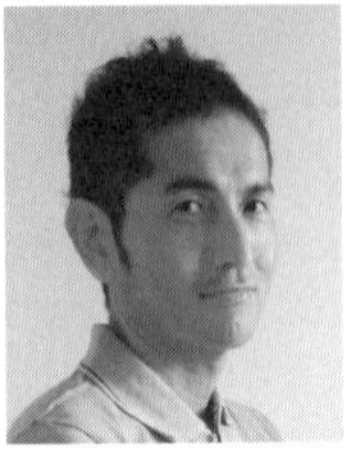

著者●藤本 靖 (Yasushi Fujimoto)

兵庫県出身。大学卒業後、政府開発援助（ODA）の業務に関わるなか、心と身体の関係というテーマに出会う。その後、東京大学大学院での研究生活（身体教育学）を経て、ロルフィングを学ぶ。現在、ロルフィングスタジオ“オールブルー”を主催する他、朝日カルチャーセンター（新宿）などで活動中。

WebSite○http://www.all-blue.com/
http://body-home-position.jimdo.com/
Twitter:yasudon308（藤本氏）・HP_editor（編集部）

主な参考文献

『ゆるめてリセット　ロルフィング教室』（祥伝社刊）安田登著、『能にまなぶ身体技法』（ベースボール・マガジン社刊　安田登著）、『これがボディワークだ：進化するロルフィング』（日本評論社刊　小川隆之・斎藤瑞穂共著）、『硬いからだもムリなく伸びる!らくらくストレッチ』（日東書院本社刊　小鹿有紀・宮尾昌明共著）、『アナトミー・トレインー徒手運動療法のための筋筋膜経線』（医学書院刊　トーマス・W・マイヤース著）

本著は月刊「秘伝」誌（BABジャパン）の2008年6月号から2009年6月号まで、隔月連載した記事をもとに書き下ろしたものです。

本文デザイン＆イラスト ―●K.K.サン
写真モデル ――――――●大谷友花
装幀 ――――――――●中野岳人

身体のホームポジション

カラダの“正解”は全部自分の“なか”にある

2010年 8 月 1 0 日　初版第 1 刷発行
2018年 7 月 1 0 日　初版第 7 刷発行

著　者　藤本靖
発行者　東口敏郎
発行所　株式会社ＢＡＢジャパン
〒151－0073東京都渋谷区笹塚１－30－11中村ビル
TEL 03-3469-0135（代表） 03-3469-0190（編集部）
FAX 03-3469-0162　URL http://www.bab.co.jp/
E-mail shop@bab.co.jp
郵便振替00140-7-116767

印刷・製本　シナノ印刷株式会社

ISBN978-4-86220-536-0　C2075

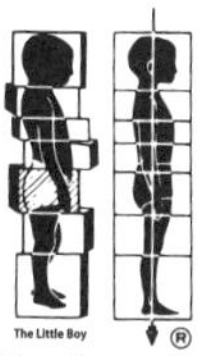

DVD VIDEO 人間の可能性を引き出す米国生まれのボディワーク

より快適なカラダになる方法
ロルフィング®入門

筋膜※への働きかけで全身を重力と調和した状態に導いていきます。

※筋肉や骨、内臓などのあらゆる器官を包み繋げる組織

米国生まれのボディワーク——ロルフィングの魅力と実践法を当DVDでは丁寧に紹介。体の各機能を繋げ重力との関係を改善することで、身体的快適さはもちろん、自分の在り方や対人関係にも変化をもたらしていきます。第一線で活躍する公認ロルファーによる日本初のロルフィングDVDです。

収録時間◎**57**分　本体◎**5,000**円＋税

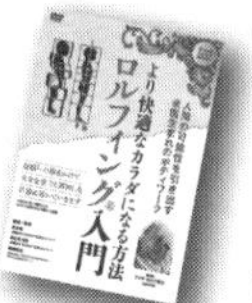

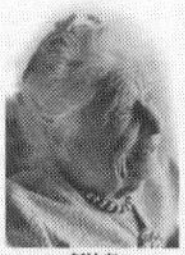

創始者
アイダ・P・ロルフ博士

【ロルフィング(Rolfing)】とは…
アメリカの生化学者、アイダ・P・ロルフ博士によって創始されたボディワーク。日常で無意識に行っている偏った動きによって生じる身体結合組織のネットワークの滞りを調整することで身体バランスを回復する。

写真提供：Rolf Institute® of Structural Integration.
Photo credit: David Kirk-Campbell, Certified Advanced Rolfer™

■指導／監修：**藤本靖**（米国Rolf Institute 認定ロルファー）・**扇谷孝太郎**（米国Rolf Institute 認定ロルファー）・**田畑浩良**（Rolf Movement インストラクター／米国Rolf Institute 認定アドバンスロルファー）

Contents（予定）

第一部 ロルフィングとは — その目的と特徴
- Q1. ロルフィングとは？　Q2. 筋膜とは？
- Q3. なぜ筋膜への働きかけが必要なのか？
- Q4. 筋膜にどのように働きかけるのか？
- Q5. マッサージ・治療との違いは？
- Q6. 具体的にどう変わるのか？
- Q7. 五つのPrinciples（原則）とは？

第二部 10のアプローチ法 — ロルフィング10セッション
- ・セッション①—呼吸を深くする
- ・セッション②—足のアーチの活性化
- ・セッション③—側面ラインの活性化
- ・セッション④—内側ラインと骨盤底の活性化
- ・セッション⑤—内臓空間の解放と大腰筋の活性化
- ・セッション⑥—背骨と仙骨の解放
- ・セッション⑦—頭部と首の解放
- ・セッション⑧⑨⑩—統合

第三部 体が変わる — ロルフィングのセッション例
- 1）インタビュー—情報を収集する
- 2）ボディリーディング—全体を観察する
- 3）テーブルワーク—変化を引き出す（①呼吸の観察／②各部のワーク）
- 4）まとめ—統合して終わる（ベンチワーク／セッション前後の比較）

DVD VIDEO　DVD特別セミナー

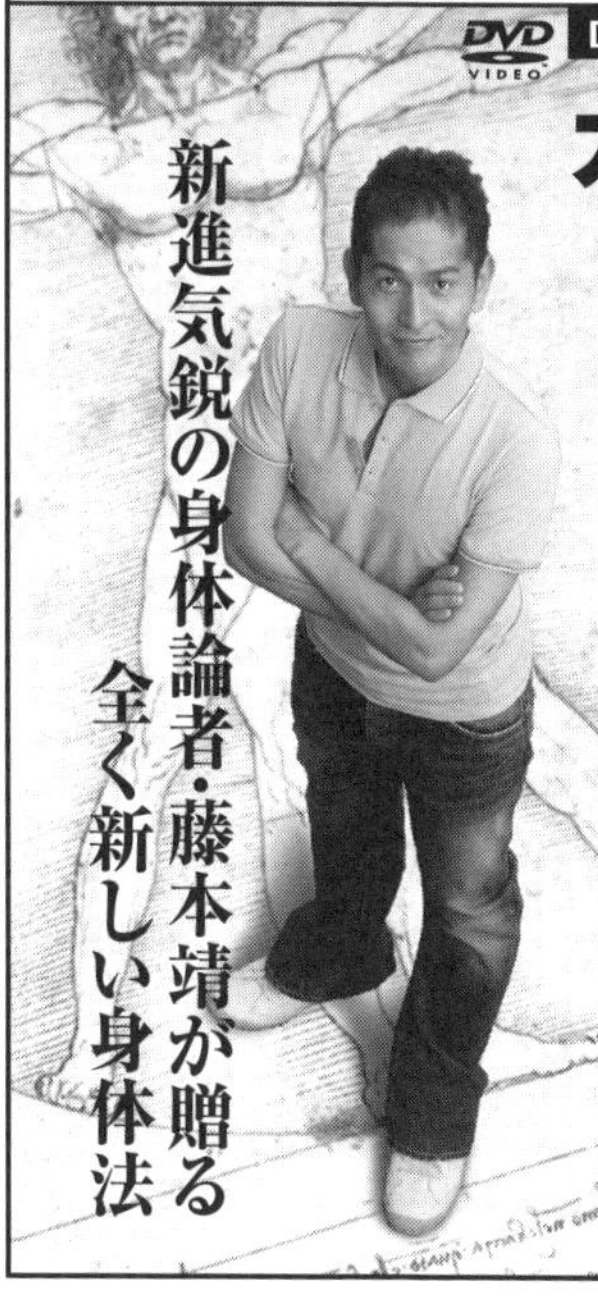

新進気鋭の身体論者・藤本靖が贈る
全く新しい身体法

カラダに聞けば、答えは分かる

■収録時間82分　■本体5,000円＋税

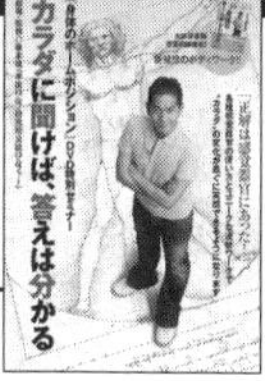

「正解は感覚器官にあった!」
各種感覚器官の使い方とユニークな連動ワークで“カラダ”の変化が直ぐに実感できるようになります

「緊張しない」「疲れない」「身構えない」——。武道、スポーツはもちろん、日常生活でも大切な心と体の状態作りを今注目の身体論者・藤本靖氏が特別セミナー形式で丁寧に解説。目からウロコの各種感覚器官の使い方とユニークな連動ワークの数々を学んでいきます。

収録内容:
◎概論（ホームポジションとは）［感覚の教育、エクササイズ、他］
◎HPメソッド① — 筋肉（距骨下関節とグラウンディング）
［HPが考える筋肉の使い方とは、距骨下関節のワーク］
◎HPメソッド② — 耳（蝶形骨と横隔膜）
［耳の引っぱりのワーク、ワークの実際、蝶形骨の位置と横隔膜］
◎HPメソッド③ — 目（無限焦点）
［見つめあいワーク、ワークの感想、無限焦点の見方、無限焦点で動く］
◎HPメソッド④ — 口（上あごのドームと骨盤底）
［口は内臓空間の一部である、骨盤底を感じるワーク、その他］
◎HPメソッド⑤ — 動きの連動（コアからの動きを引き出す）
［エルボナッジのワーク、ニーアップのワーク］

BOOK Collection

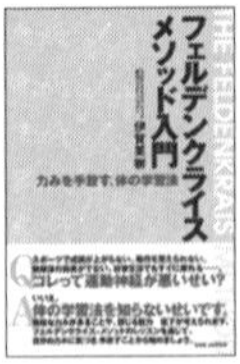

力みを手放す、 体の学習法
フェルデンクライス・メソッド入門

無駄な力みや、感じる能力の低下に気づき、手放すことから始める体の学習法。フェルデンクライス・メソッドは、人間の学習能力の仕組みに着目した「体の学習法」。独自のレッスンを通して、無駄に力んだ体や効率の悪い動作に気付き、無駄な力を使わない、効率の良い動作を学びます。本書では、フェルデンクライス・メソッドの基礎的な考え方から実践法について、初心者にも分かりやすく解説。体験レッスンも用意しました。

●伊賀英樹 著 ●四六判 ●187頁 ●本体1,500円+税

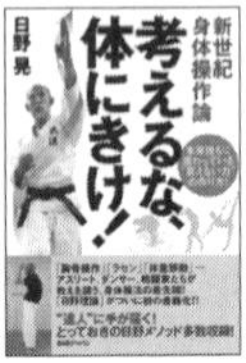

新世紀身体操作論
考えるな、 体にきけ!

"達人" に手が届く! とっておきの日野メソッド多数収録!「胸骨操作」「ラセン」「体重移動」…アスリート、ダンサー、格闘家たちが教えを請う、身体操法の最先端!「日野理論」がついに初の書籍化!! "自分はできてなかった" そこからすべてが始まる! 年老いても達人たり得る武術システムの不思議! 意識するほど "非合理" 化する身体の不思議! 知られざる「身体の不思議」すべてを明らかにする。

●日野晃 著 ●A5判 ●208頁 ●本体1,600円+税

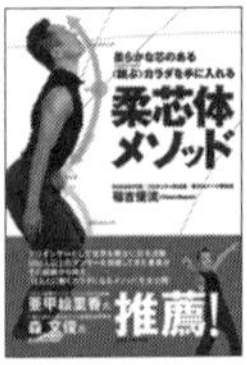

柔らかな芯のある〈跳ぶ〉カラダを手に入れる
柔芯体メソッド

「中心点」「表と裏のストレッチ」を意識して動くことで、自然にカラダのなかに生まれて、滑らかで、いつでも跳べるチカラのもととなる柔らかな芯〈柔芯〉を感じる方法をご紹介!プロダンサーとして世界を舞台に 30 年活動、5000 人以上のダンサーを指導してきた著者が、その体験から得た「ほんとに動くカラダになるメソッド」を全公開!

●稲吉優流 著 ●四六判 ●212 頁 ●本体 1,400 円+税

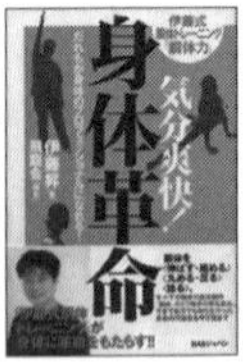

気分爽快! **身体革命**
だれもが身体のプロフェッショナルになれる!

3つの「胴体力トレーニング〈伸ばす·縮める〉〈丸める·反る〉〈捻る〉」が身体に革命をもたらす !!
■目次 : 総論 身体は楽に動くもの/基礎編① 身体の動きは三つしかない/基礎編② 不快な症状はこれで解消できる/実践編 その場で効く伊藤式胴体トレーニング/応用編 毎日の生活に活かす伊藤式胴体トレーニング

●伊藤昇 著/飛龍会 編 ●四六判 ●216頁 ●本体1,400円+税

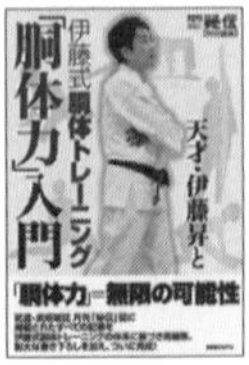

天才・伊藤昇と伊藤式胴体トレーニング
「胴体力」入門

武道・スポーツ・芸能などの天才たちに共通する効率のよい「胴体の動き」を開発する方法を考案した故・伊藤昇師。 師の開発した「胴体力」を理解するために、トレーニング法や理論はもちろんのこと生前の伊藤師の貴重なインタビューも収録した永久保存版。 月刊「秘伝」に掲載されたすべての記事を再編集し、膨大な書き下ろし多数追加。

●「月刊 秘伝」編集部 編 ●B5判 ●232頁 ●本体1,800円+税

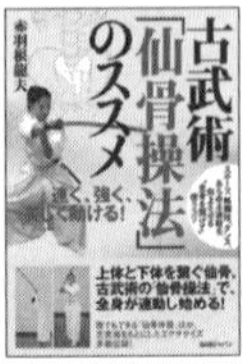

速く、 強く、 美しく動ける!
古武術「仙骨操法」のススメ

上体と下体を繋ぐ仙骨。古武術の「仙骨操法」で、全身が連動し始める! あらゆる運動の正解はひとつ。それは「全身を繋げて使う」こと。古武術がひたすら追究してきたのは、人類本来の理想状態である "繋がった身体" を取り戻すことだった!スポーツ、格闘技、ダンス、あらゆる運動を向上させる "全身を繋げて" 使うコツ、"古武術ボディ" を手に入れろ! 誰でもできる「仙骨体操」ほか、古武術をもとにしたエクササイズ多数収録!

●赤羽根龍夫 著 ●A5判 ●176頁 ●本体1,600円+税